阅读中华国粹　傅璇琮／主编

中医中药

中医中药是我国的传统医疗手段，其理论体系的哲学基础是中国古典的“天人合一”理念。在长期的医疗实践中，中医中药逐步发展成为独特的医学理论和实践体系。

高　靖
高　立／编著

泰山出版社

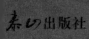

图书在版编目(CIP)数据

中医中药 / 高靖, 高立编著. -- 济南 : 泰山出版社, 2012.4 (2017.2重印)
ISBN 978-7-5519-0012-6

Ⅰ. ①中… Ⅱ. ①高… ②高… Ⅲ. ①中国医药学-青年读物②中国医药学-少年读物 Ⅳ. ①R2-49

中国版本图书馆 CIP 数据核字(2012)第 020364 号

编　　著　高靖　高立
责任编辑　汤敏建
装帧设计　林静文化

中医中药

出　　版　泰山出版社
社　　址　济南市马鞍山路 58 号 8 号楼　　邮编　250002
电　　话　总编室(0531)82023579
市场营销部(0531)82025510　82020455
网　　址　www.tscbs.com
电子信箱　tscbs@sohu.com
发　　行　新华书店经销
印　　刷　北京飞达印刷有限责任公司
规　　格　710×1000 mm　16 开
印　　张　11
字　　数　144 千字
版　　次　2017年2月第2版
印　　次　2017年2月第1次印刷
标准书号　ISBN 978-7-5519-0012-6
定　　价　28.00元

《阅读中华国粹》编委会

序

傅璇琮

2001年，泰山出版社编纂、出版一部千万言的大书：《中华名人轶事》。当时我应邀撰一序言，认为这部书“为我们提供了开发我国丰富史学资源的经验，使学术资料性与普及可读性很好地结合起来，也可以说是新世纪初对传统文化现代化的一次有意义的探讨”。我觉得，这也可以用来评估这部《阅读中华国粹》，作充分肯定。且这部《阅读中华国粹》，种数100种，字数近2000万字，不仅数量已超过《中华名人轶事》，且囊括古今，泛揽百科，不仅有相当的学术资料含量，而且有吸引人的艺术创作风味，确可以说是我们中华传统文化即国粹的经典之作。

国粹者，民族文化之精髓也。

中华民族在漫长的发展历程中，依靠勤劳的素质和智慧的力量，创造了灿烂的文化，从文学到艺术，从技艺到科学，创造出数不尽的文明成果。国粹具有鲜明的民族特色，显示出中华民族独特的艺术渊源以及技艺发展轨迹，这些都是民族智慧的结晶。

梁启超在1902年写给黄遵宪的信中就直接使用了“国粹”这一概念，其观点在于“养成国民，当以保存国粹为主义，当取旧学磨洗而光大之。”当时国粹派的代表人物黄节在写于1902年的《国粹保存主义》一文中写道：“夫国粹者，国家特别之精神也。”章太炎1906年在《东京留学生欢迎会演说辞》里，也提出了“用国粹激动种性”的问题。

1905年《国粹学报》在上海的创刊第一次将“国粹”的概念带入了大众的视野。当时国粹派的主要代表人物有章太炎、刘师培、邓实、黄节、陈去病、黄侃、马叙伦等。为应对西方文化输入的影响，他们高扬起“国学”旗帜：“不自主其国，而奴隶于人之国，谓之国奴；不自主其学，而奴隶于人之学，谓之学奴。奴于外族之专制谓之国奴，奴于东西之学，亦何得而非奴也。同人痛国之不立而学之日亡，于是瞻天与火，类族辨物，创为《国粹学报》，以告海内。”（章太炎：《国粹学报发刊词》）

经历了一个多世纪的艰难跋涉，中华民族经历着一次伟大的历史复兴，中国崛起于世界之林，随着经济的发展强大，文化的影响力日益凸显。

20世纪，特别是80年代以来，国学已是社会和学界关注的热学。特别是当前新世纪，我们社会主义经济、文化更有大的发展，我们就更有需要全面梳理中国传统文化的精华，加以宣扬和传播，以便广大读者，特别是青少年，予以重新认知和用心守护。

因此，这套图书的出版恰逢其时。

我觉得，这套书有四大特色：

第一，这套书是在当下信息时代的大背景下，立足中国传统文化经典，重视学术资料性，约请各领域专家学者撰稿，以图文并茂的形式，煌煌百种全面系统阐释中华国粹。同时，每一种书都有深入探索，在“历史——文化”的综合视野下，又对各时代人们的生活情趣和心理境界作具体探讨。它既是一部记录中华国粹经典、普及中华文明的读物，又是一部兼具严肃性和权威性的中华文化典藏之作，可以说是学术性与普及性结合。这当能使我们现代年轻一代，认识中华文化之博大精深，感受中华国粹之独特魅力，进而弘扬中华文化，激发爱国主义热情。

第二，注意对文化作历史性的线索梳理，探索不同时代特色和社会风貌，又沟通古今，着重联系现实，吸收当代社会科学与自然科学的新鲜知识，形成更为独到的研究视野与观念。其中不少书，历史记述，多从先秦两汉开始，直至20世纪，这确为古为今用提供值得思索的文本，可以说是通过对各项国粹的历史发展脉络的梳理总结规律，并提出很多建设性的意见和发展策略。

第三，既有历史发展梳理，又注意地域文化研索。这套书，好多种都具体描述地方特色，如《木雕》一书，既统述木雕艺术的发展历程（自商周至明清），又分列江浙地区、闽台地区、广东地区，及徽州、湘南、山东曲阜、云南剑川，以及少数民族的木雕艺术特色。又如《饮食文化》，分述中国八大菜系，即鲁菜、川菜、粤菜、闽菜、苏菜、浙菜、湘菜、徽菜。记述中注意与社会风尚、民间习俗相结合，确能引起人们的乡思之情。中华民族的文化是一个整体，但它是由许多各具特色的地区文化所组成和融汇而成。不同地区的文化各具不同的色彩，这就使得我们整个中华文化多姿多彩。展示地区文化的特点，无疑将把我们的文化史研究引向深入。同时，不少书还探讨好几种国粹品种对国外的影响，这也很值得注意。中华文明在国外的传播与影响，已经形成一种异彩纷呈，底蕴丰富的文化形象，现在这套书所述，对中外文化交流提供十分吸引人的佳例。

第四，这套书，每一本都配有图，可以说是图文并茂，极有吸引力。同时文字流畅，饶有情趣，特别是在品赏山水、田园，及领略各种戏曲、说唱等艺术品种时，真是“使笔如画”，使读者徜徉了美不胜收的艺术境地，阅读者当会一身轻松，得到知识增进、审美真切的愉悦。

时代呼唤文化，文化凝聚力量。中共中央十七届六中全会进一步提出社会主义文化大繁荣大发展的建设。我们当遵照十七届六中全会决议精神，大力弘扬中华优秀传统文化，大力发扬社会主义先进文化。文化越来越成为民族凝聚力和创造力的重要源泉，我们希望这套国粹经典阐释，不仅促进青少年阅读，同时还能服务于当前文化的开启奋进新程，铸就辉煌前景。

2011年10月

目录

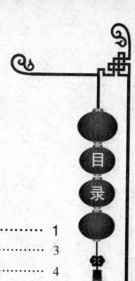

青少年应该知道的

中医中药

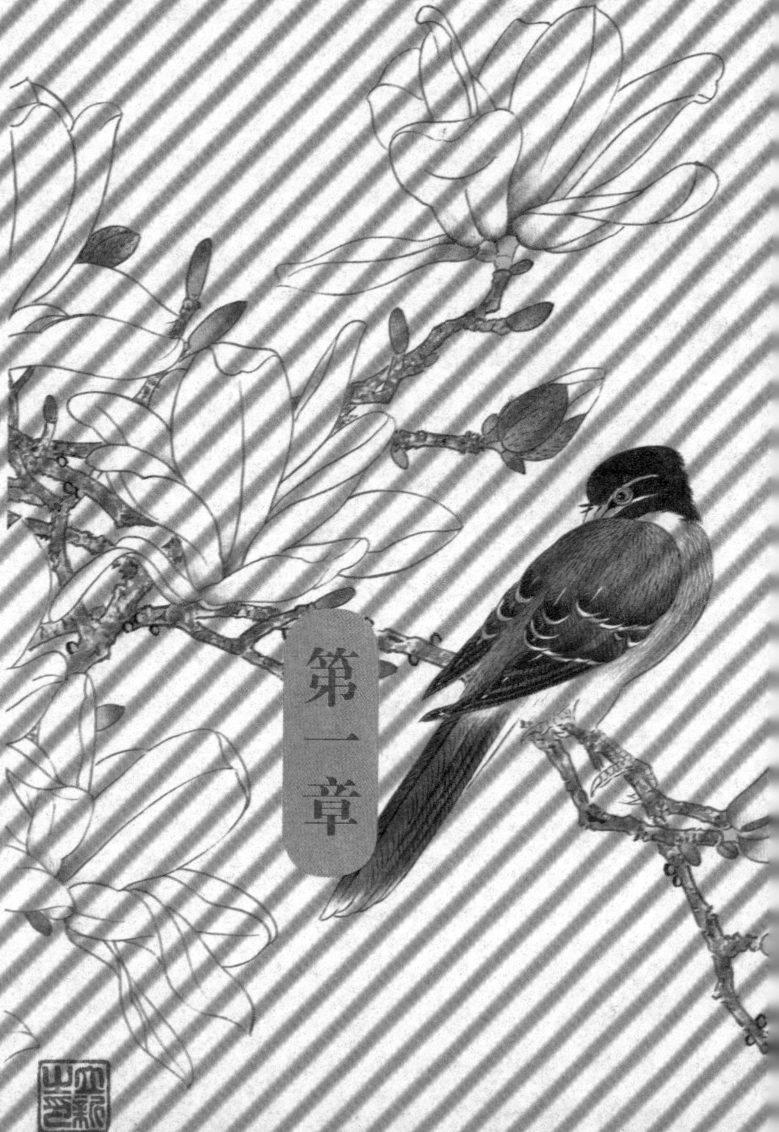

第一章

第一章　中医概说

中医指以中国汉族为主创造的传统医学，也称汉医。中医具有整体观念、辨证论治等特点。中国其他传统医学，如藏医、蒙医、苗医等一般被称为民族医学。

日本的汉方医学，韩国的韩医学，朝鲜的高丽医学、越南的东医学都是以中医为基础发展起来的。

在中医的发展历程中，其理论体系的哲学基础是中国古典哲学的“天人合一”、“天人相应”的整体观。在朴素的唯物论和自发的辩证法思想指导下，中医承载着中国古代人民同疾病作斗争的经验和理论知识。通过长期医疗实践，中医逐步发展形成独特的医学理论、实践体系，对保障人民健康和中华民族繁衍，以及推动世界文明进程，曾经并将继续做出巨大的贡献。

中医学基本理论的确立，以《黄帝内经》的成书为标志。《黄帝内经》吸收秦汉前多种自然科学重要成果，以气一元论、阴阳五行说为指导，总结春秋战国前的医疗成就，系统阐述了生理、病理、经络、解剖、诊断、治疗等问题，确立了中医学独特的理论体系，给后世中医学的发展以深远的影响。

中医学以阴阳五行作为理论基础，望、闻、问、切四诊合参，探求病因，分析病机及人体内五脏六腑、经络关节、气血津液的变化，判断邪正消长。以辨证论治原则，采取汗、吐、下、和、温、清、补、消八法，使用中药、针灸、推拿、按摩、拔罐、气功、食疗等治疗手段，使人体阴阳调和而康复。

中医学以中医药理论与实践经验为主体，研究人类生命活动中健康与疾病转化规律及其预防、诊断、治疗、康复和保健。如果说西医重在治疗人的病，那么中医则重在治疗得病的人，进而帮助人达到《黄帝内经》中提出的真人、至人、圣人、贤人四种典范人物境界。

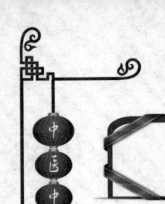

知识小百科：

中医学理论体系：科学方法论：气、阴阳、五行中国古典哲学朴素唯物论理论。指导思想：整体观念。核心内容：腑脏经络。诊疗特点：辨证论治。

一、中医称谓溯源

《汉书·艺文志·经方》云："以热益热，以寒增寒，不见于外，是所独失也。故谚云：有病不治，常得中医。"此为"中医"首次见于典籍。

鸦片战争前后，东印度公司的西医为区别中西医给中国医学起名中医。这个时候的中医的名称只是为和西医做一个对比。

1936 年，国民政府颁行《中医条例》正式法定了"中医"两个字。此前中国医学称"汉医"、"传统医"、"国医"，均为区别于西医而先后出现的。

2000 多年前，《汉书》里的"中医"概念，体现了中国医学的最高境界。

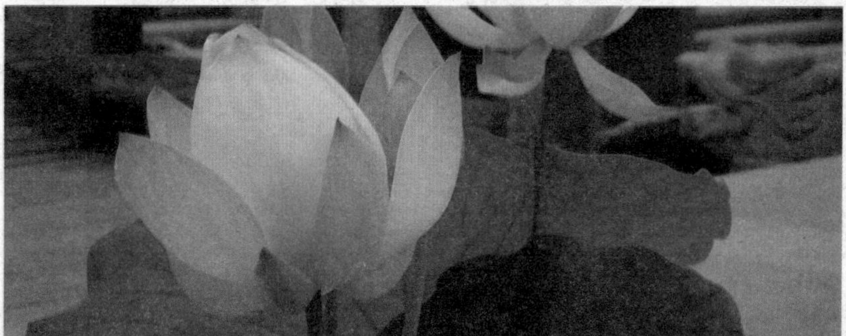

二、中医雅称

岐黄 公元前26~前22世纪时，黄帝是传说中中原各族的共同领袖，姓姬号轩辕氏、有熊氏。岐伯，传说中的医家，黄帝的臣子。我国最早的中医理论专著是《内经》，此书托黄帝与岐伯讨论医学，以问答的形式写成，又称《黄帝内经》。后世所称中医学“岐黄”、“岐黄之术”，即源于此。

悬壶 《后汉书·费长房传》载，集市上有一老翁卖药，悬一壶于市头，每每药到病除，逐渐引起人们的注意。每到落市关门后，他就跳入葫芦里。古代医药不分家，后“悬壶”遂成为行医的代称。一些开业医生也将葫芦作为招牌，表示开业应诊之意。后人称医生的功绩常誉为“悬壶济世”。

杏林 三国时董奉，医术高明，医德高尚，为人治病，不受谢，不受礼，只要求治愈者在他房前栽杏树作为纪念。重症愈者种五株，轻者一株。数年后，蔚然成林，红杏累累。他建一“草仓”，告诉人们，要杏果的，不用付钱，只要拿一器谷子来换一器杏果。这样用杏果换来的谷子堆积满仓，他用这些谷子救济贫民。人们感谢他，纷纷送他写有“杏林”、“医林”、“誉满杏林”、“杏林春暖”等词的匾额。后来，这些赞誉之词成为医德高尚、医术高明的雅称。

青囊 指古代医生盛医书的囊，后借指医术。《后汉书·华佗传》张骥《补注》：“吴押狱者每以酒食供奉，佗感其恩，告日：‘我死非命，有青囊未传，二子不能继业，修书与汝，可往取之。’吴至金城，取又藏之。佗知不免，大饮如醉而殂。吴弃役回家，向妻索书，妻日：‘纵学得神术，终毙于狱中，故我以囊烧毁也。’”因华佗精医术，生前行医各地，声名颇著，“青囊”便成了医术的代称。

三、中医四大经典

《黄帝内经》 简称《内经》，原书18卷。前9卷名《素问》，后9卷唐以后被称为《灵枢》，主要部分形成于战国至东汉时期。《素问》论述了自然界变化的规律、人与自然的关系。《灵枢》的核心内容为脏腑经络学说。《内经》全面阐述了人体解剖、生理、病理以及疾病的诊疗、预防，建立了中医学上的阴阳五行、脉象、藏象、经络、病因、病机、病症、诊法、论治及养生学、运气学等理论学说，反映了我国古代天人合一思想，确立了中医学独特的理论体系，成为中国医药学发展的理论基础和源泉。

《难经》 原名《黄帝八十一难经》，3卷，原题秦越人撰。书名取意“问难《内经》”，涉及人体腑脏功能形态、诊法脉象、经脉针法诸多难点和疑点，涵盖脉诊、经络、脏腑、阴阳、病因、病理、营卫、腧穴、针刺基础理论。对命门、三焦、消化道的七个冲要部位（七冲门）、脏、腑、筋、髓、血、骨、脉、气等精气会合处（八会）、五脏之积、泄痢等病的阐发，明确提出伤寒包括中风、伤寒、湿温、热病、温病五种类型，为后世医家所瞩目。全书内容简扼，辨析精微。常与《内经》并提，为最重要的古典医籍之一。

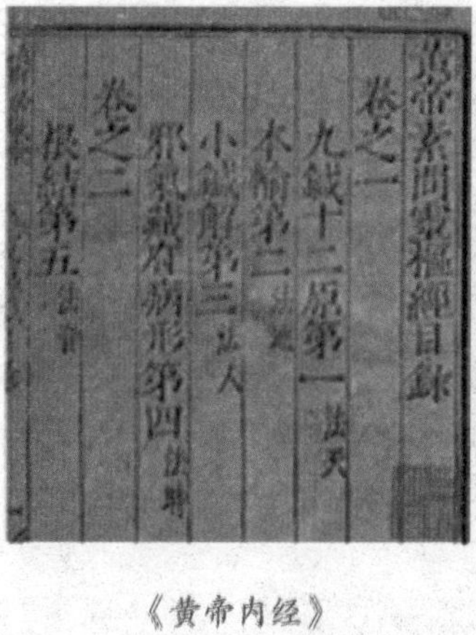

《黄帝内经》

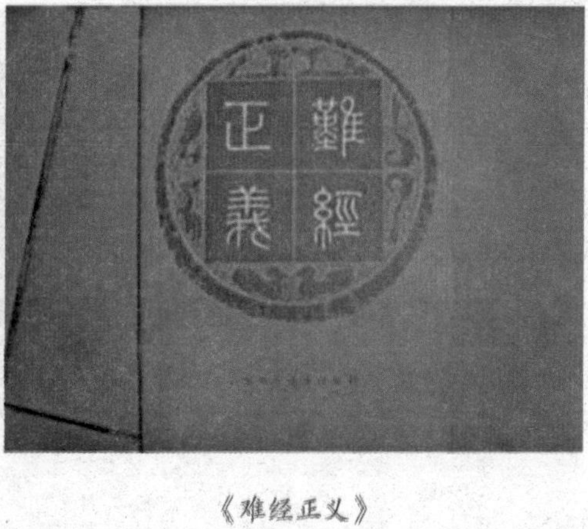

《难经正义》

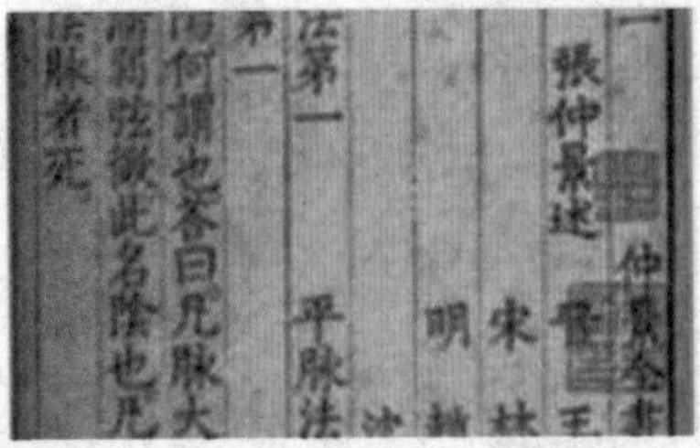

《伤寒论》

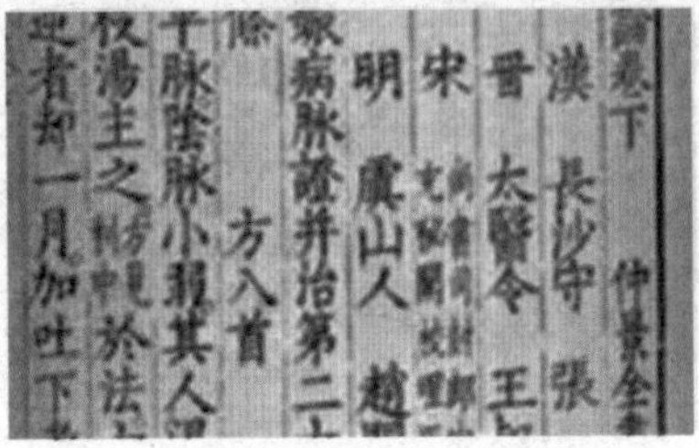

《金匮要略》

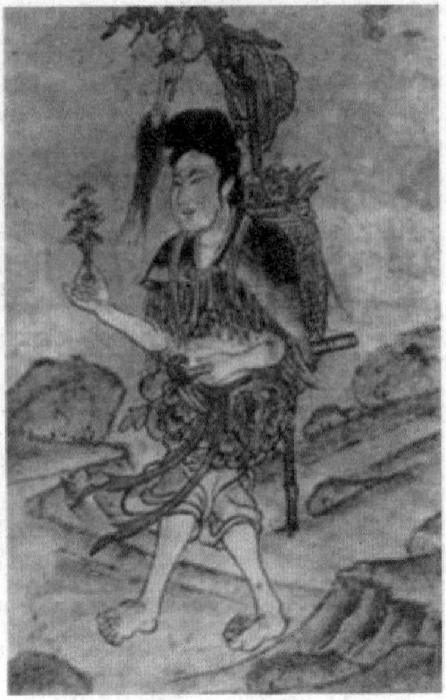

神农像

《伤寒杂病论》 东汉张仲景著，16卷，包括伤寒论和杂病论两部分，总结3世纪以前的临床经验，在辨证施治方面有着突出的成就。原书在张仲景去世后散佚，晋代名医王叔和等后来分别整理成《伤寒论》、《金匮要略》二书。《伤寒杂病论》对中医学治疗急慢性传染病、流行病以及内科杂病等理论和技术的发展，曾产生过极其深远的影响，在几千来中医学发展过程中，一直指导着医家的临床实践，受到了极高的崇奉。

《神农本草经》 又名《神农本草》，简称《本草经》、《本经》，全书共3卷，按动物、植物、矿物三大类，收载药物365种，每药项下载有性味、功能与主治，还简要记述药材毒性、四气五味、配伍法度、服药方法及丸、散、膏、酒等剂型，为我国现存最早的药学专著。

四、中医十大医祖

针灸之祖黄帝 黄帝，本姓公孙，因长居姬水，改姓姬，因有土德之瑞，故号黄帝。中华民族始祖，中国远古时期部落联盟首领，天下共主。现存《内经》即系托名黄帝与歧伯、雷公等讨论医学问题的著作。此书治疗方法多用针刺，对腧穴和刺阖、刺禁等针刺的记载和论述特别详细。

脉学介导者扁鹊 扁鹊（前407~前310），姓秦，名越人，又号卢医，战国时齐国卢邑（今山东长清）人。擅长各科：在赵为妇科，在周为五官科，在秦为儿科，名闻天下，奠定了中医学的切脉诊断方法，被誉为“神医”。《史记》《战国策》载有他的传记病案，并被推崇为脉学的倡导者。

外科之祖华佗 华佗，名旉，字元化，东汉末沛国谯（今安徽亳州）人。精通内、外、妇、儿、针灸各科，尤擅外科，素享“外科圣手”、“外科鼻祖”之美誉。曾用“麻沸散”施剖腹术，为人类最早的全身麻醉。模仿虎、鹿、熊、猿、鸟动作姿态，创造了以体育活动为主、与气功结合的健身运动“五禽戏”。

医圣张仲景 张仲景，名机，汉末向阳郡（今河南南阳）人。当时伤寒流行，病死者很多。他的著作《伤寒杂病论》总结了汉代300多年的临床实践经验，对祖国医学的发展有重大贡献。

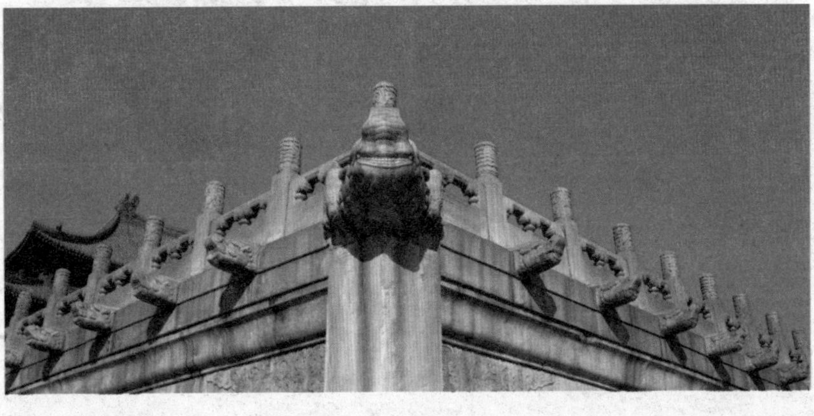

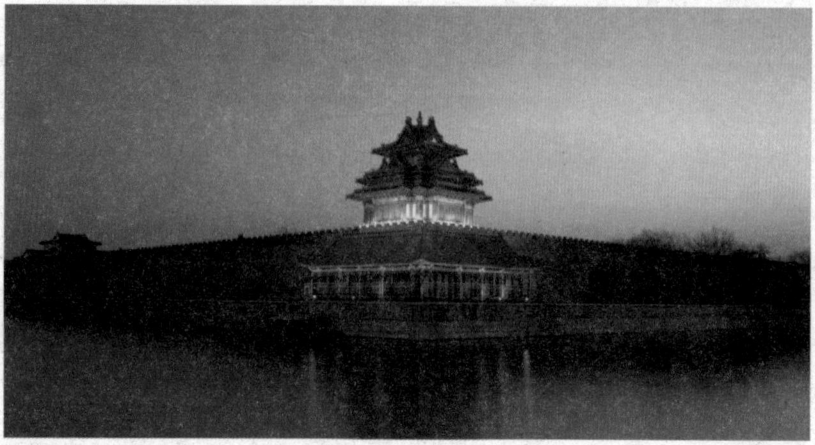

预防医学的介导者葛洪 葛洪，字稚川，自号抱朴子，晋朝丹阳句容（今属江苏）人。著有《时后方》，其中对天花（天行斑疮）症状，结核病（尸注、鬼注），恙虫病、疥虫病之类的寄生虫病的描述，都是医学文献中最早的记录。葛洪的医疗实践，含有免疫学的思想萌芽。

药王孙思邈 唐朝京兆华原（今陕西耀县）人，医德高尚，医术精湛。著有《千金要方》和《千金翼方》，共载方8000多首，内容包含诊法、证候，内、外、妇、儿诸科，涉及解毒、急救、养生、食疗，针灸、按摩、导引、吐纳，本草、妇人、伤寒、小儿、养性、补益、中风、杂病、疮痈、色脉诸方面。还详细介绍了200余种药物的采集和炮制知识。唐太宗封孙思邈为药王。

知识小百科：

寄生虫：中医称为“虫积”，饮食不慎、恣食生冷及不洁食物致湿热内生，蕴酿生虫，寄生于人体内。虫积常见腹痛、食欲不佳、面黄肌瘦症状，严重者会出现厥逆、腹胀不通、呕吐、甚至酿成蛊症。

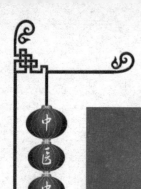

儿科之祖钱乙 钱乙，字仲阳，北宋郓州（今山东东平）人。所著《小儿药证直诀》，以脏腑病理学说立论，据虚实寒热处方，辩证证治，为我国现存的第一部儿科专著，后人视之为儿科经典。儿科自钱乙始发展成为独立的学科，钱乙也因此被后世尊为“儿科之圣”、“幼科之鼻祖”。

法医之祖宋慈 宋慈（1186~1249），字惠父，建阳（今属福建南平）人，将中医药学应用于刑狱检验，1247年著《洗冤集录》，是世界上最早的法医文著。至今，《洗冤集录》仍是法医的必读之书。宋慈被后世尊为“法医学之父”。

药圣李时珍 李时珍，字东壁，号频湖，明朝蕲州（今湖北蕲春）人。长期上山采药，参考历代医书800余种，历27年，著成《本草纲目》，全书52卷，约200万字，所载药物1892种，载方10000多个，附图1000多幅。达尔文称赞它是“中国古代的百科全书”。

《医宗金鉴》总修官吴谦 吴谦，字文吉，清朝安徽歙县人。乾隆时为太医院院判。《医宗金鉴》全书90卷，是我国古代综合性中医医书最完善又最简要的一种。

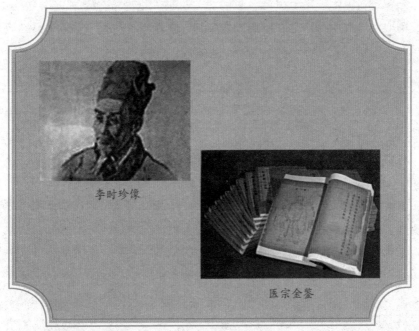

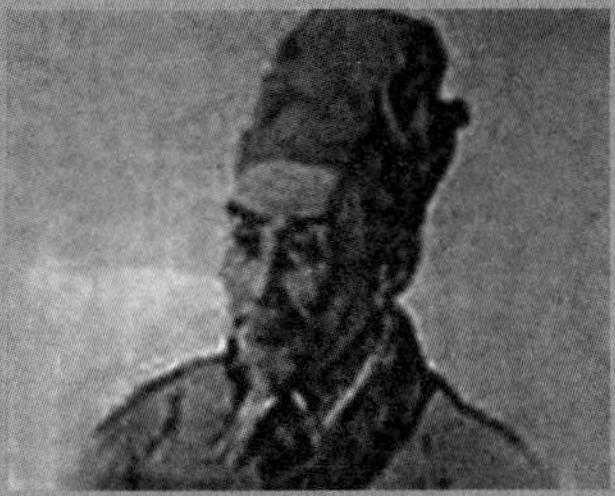

李时珍像

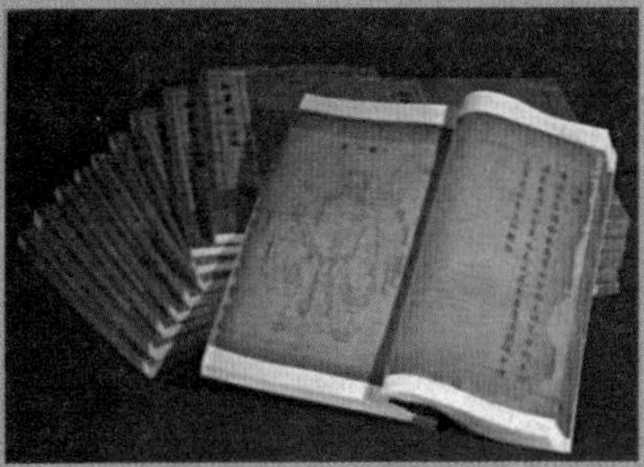

医宗金鉴

知识小百科：

中医科分类：内科、外科、儿科、妇科、针灸推拿科、五官科、骨伤科。

五、中医学理论的基本特点

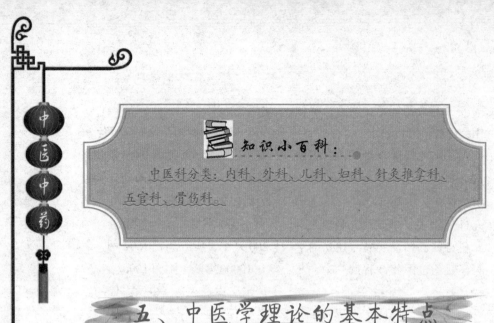

整体观念 中国古代哲学以气一元论哲学体系为基础，认为人、自然、社会是一个有机整体，所谓“天人合一”。受此学说深刻影响，中医学以阴阳五行学说阐明人体内脏和体表各部组织、器官之间的协调完整性，气候、地域、环境因素对人体生理病理的不同程度的影响，形成了独特的，贯穿于生理、病理、诊法、辨证、治疗整个理论体系中的整体观。

中医学认为，人体各脏腑器官结构上不可分割、相互关联，气、血、精、津、液由一气所化，相互转化，分布、运行于全身各脏腑器官。机体的整体统一性，以五脏为中心，配合六腑，通过经络系统“内联脏腑，外络肢节”形成。

自然界的运动变化直接或间接地影响着人体，机体则相应地发生生理和病理上的变化。自然界阴阳五行的运动变化，人体也有三阴三阳六经六气和五脏之气的运动。人体与自然界息息相通，密切相关，在适应、改造自然的过程中，保持健康，生存繁衍。

中医治疗学则强调因时、因地、因人制宜，辨证论治，扶正祛邪，协调整体阴阳、气血、脏腑平衡，治愈疾病。

恒动观念 中医学认为，气是构成人体和维持人体生命活动的最基本物质，人体是一个具有能动作用，充满活泼生机的机体。自然界一切事物的变化，皆源于天地之气的升降作用。因而采用

知识小百科：

气一元论：“气”是中国古代唯物主义哲学一个很重要的范畴，也是中医学哲学和医学理论的基石。作为物质实体，气是构成宇宙间万物的最基本元素，气和形以及两者的相互转化是物质世界存在和运动的基本形式。

运动、变化、发展的观点，分析研究生命、健康、疾病。

“形肉血气必相称也，是谓平人（《灵枢·终始》）。”气血运行有序和谐，脏腑经络功能正常，形肉气血协调，内部与外部环境阴阳平衡，方为“平人”（健康人）。若“阴阳乖戾”，则“疾病乃起”。

一切疾病源于阴阳失衡失调，偏胜偏衰。治病必求扶正祛邪，调整阴阳动态平衡。因此中医学主张，未病前，防患于未然。既病后，防传变之滋生。

辩证观念 中医学的辩证观念，即用矛盾、整体、运动而非局部、片面、静止、孤立的观点看待生命、健康、疾病的发生发展变化。

中医学认为，生长壮老已，健康和疾病，乃“阳化气”与“阴成形”的对立统一，机体与周围环境的矛盾统一，气血津液等生

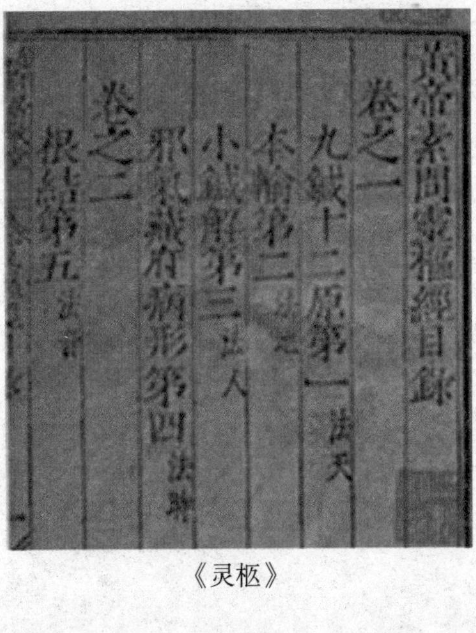
黄帝素問靈樞經目錄
卷之一
九鍼十二原第一 法天
本輸第二 法地
小鍼解第三 法人
邪氣藏府病形第四 法時
卷之二
根結第五 法音

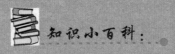

《灵枢》

命活动的必需物质与脏腑生理功能、精神活动与生理活动的辩证统一。人体以升、降、出、入形式永恒运动的生命动态平衡过程中，自身结构、机能，形成形神合一的有机整体，生理病理上互相联系、影响，因此，强调以联系的观点认识处理健康与疾病。

辨证论治，既辨病，又辨证，辨证重于辨病；强调“异病同治”、“同病异治”，外治内治结合，整体局部并重，用药轻重有度。

知识小百科：

基本治则：扶正祛邪，标本先后，正治与反治，燮理阴阳，调整阴阳，调和气血，调整脏腑，形神兼顾，病证相参，因异制宜。

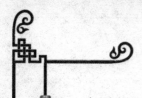

青少年应该知道的

中医中药

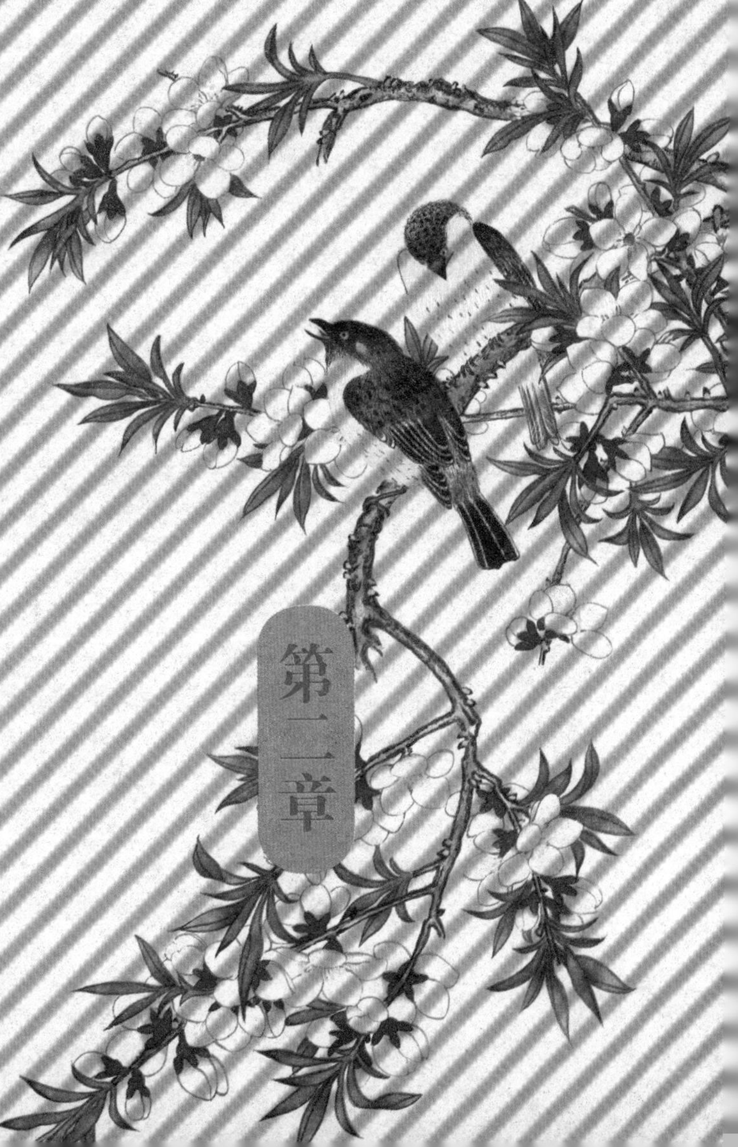

第二章

第二章　经络学说

经络学说研究人体经络系统组成、循行分布、生理功能、病理变化，与脏腑、气血的相互关系，是中医学理论体系的重要组成部分，针灸推拿学的理论核心。

经络相贯，遍布全身，把五脏六腑、肢体官窍、皮肉筋骨紧密联结成统一的有机整体，运行气血，调节人体功能，保证人体生命活动的正常进行。

《扁鹊心书》："学医不知经络，开口动手便错。盖经络不明，无以识病证之根源，究阴阳之传变。"经络学说在阴阳五行学说指导下，与脏象、气血津液等学说互为补充，阐明人体生理活动和病理变化规律，对临床诊断疾病、拟定治则、处方遣药，尤其是针灸、推拿，具有重要的指导作用。

经络，是经和络的总称。经，又称经脉。经脉按一定的部位，循行于人体内部，贯通上下，沟通内外，是经络系统中纵行的主干。络，又称络脉，络脉为经脉别出的分支，较经脉细小，纵横交错，网络全身。

经络系统由经脉、络脉及其连属部分构成，经脉和络脉为主体。

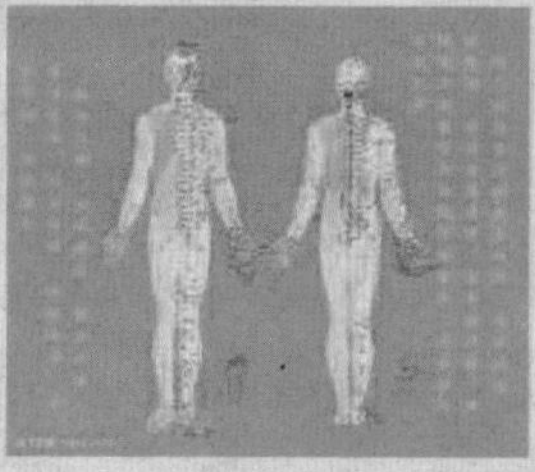
人体经络图

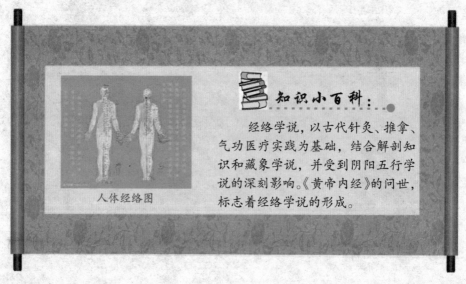

知识小百科：

经络学说，以古代针灸、推拿、气功医疗实践为基础，结合解剖知识和藏象学说，并受到阴阳五行学说的深刻影响。《黄帝内经》的问世，标志着经络学说的形成。

一、经络系统命名规则

内为阴，外为阳 阴阳理论贯穿于整个中医理论，经络系统亦采取阴阳命名。分布于肢体内外侧的经脉分别命名为阴经、阳经。一阴一阳衍化为三阴三阳，相互之间具有相对应的表里相合关系，肢体内侧前、中、后经脉分别称为太阴、厥阴、少阴，外侧前、中、后经脉分别称为阳明、少阳、太阳。

脏为阴，腑为阳 各经均以脏腑命名。“藏精气而不泻”的是脏，以阴命名，“传化物而不藏”的称腑，以阳命名。每一阴经、阳经分别隶属于一脏、一腑。

上为手，下为足 分布于上下肢的经脉，名称之前分别冠以“手”、“足”字。

二、经络系统的功能

构成经络系统和维持经络功能活动的最基本物质，称为经气。经气运行于经脉之中，又称脉气。经气作为一种生命物质，人体真气的一部分，运行、输布过程中，表现为经脉的运动功能和整体的生命机能。气无形血有质，气为阳，血为阴，一阴一阳，两相维系，气非血不和，血非气不运。身体乃气血之所循行，经脉则是运行气血的通路。

联系作用 十二经脉及其分支纵横交错，入里出表，通上达下，相互络属于脏腑。奇经八脉联系沟通十二正经，十二经筋、十二皮部联络筋脉皮肉，经络使人体的各个脏腑组织器官有机地联系起来，构成了一个表里、上下彼此之间紧密联系、协调共济的统一体。“夫十二经脉者，内属于脏腑，外络于肢节。”

感应作用 当肌表受到某种刺激时，刺激量就沿着经脉传于体内有关脏腑，使该脏腑的功能发生变化，疏通气血，调整脏腑。脏腑功能活动的变化也可通过经络而反映于体表，针刺中的“得气”、“行气”现象，就是经络传导感应作用的表现。

濡养作用 气血通过经络循环贯注通达全身，发挥营养脏腑组织器官、抗御外邪保卫机体的作用。“经脉者，所以行血气而营阴阳，濡筋骨，利关节者也。”

调节作用 经络能运行气血和协调阴阳，使人体机能活动保持相对的平衡。人体出现气血不和及阴阳偏胜偏衰的证候，可运用针灸等治法以激发经络的调节作用，“泻其有余，补其不足，阴阳平复”(《灵枢·刺节真邪》)，原来亢进的可使之抑制，原来抑制的可使之兴奋。

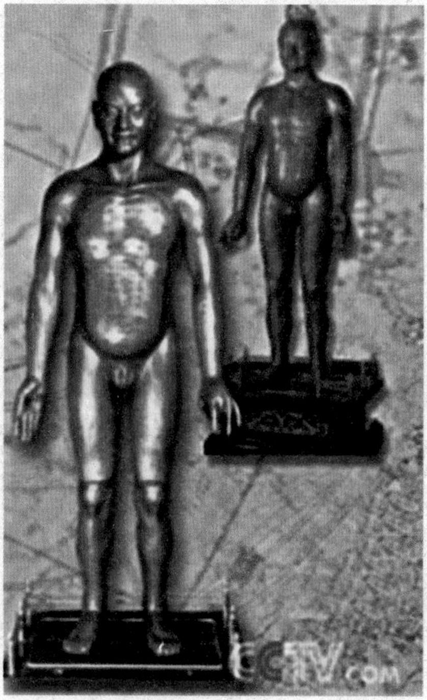
针灸铜人（宋）

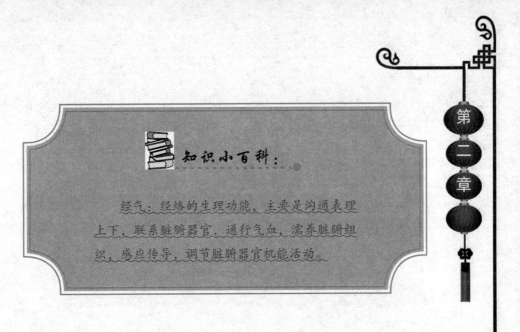

知识小百科：

经气：经络的生理功能，主要是沟通表理上下，联系脏腑器官，通行气血，濡养脏腑组织，感应传导，调节脏腑器官机能活动。

三、经络系统在治疗中的作用

阐释病理变化 发生病变时，经络可能成为传递病邪和反映病变的途径。经脉沟通脏腑之间的联系，可成为脏腑之间病变相互影响的途径。如足厥阴肝经挟胃，注肺中，因此肝病可犯胃，犯肺。相为表里的两经，因络属于相同的脏腑，相为表里的一脏一腑在病理上常相互影响，如心火可下移小肠。大肠实热，腑气不通，可使肺气不利而喘咳胸满。

指导疾病诊断 可根据经络反映所属经络脏腑的病证，作为诊断依据。如两胁疼痛，多为肝胆疾病。缺盆中痛，常是肺的病变。头痛证，痛在前额，多与阳明经有关。痛在两侧，多与少阳经有关。痛在后部及项部，多与太阳经有关。痛在巅顶，多与厥阴经有关。肺脏有病时可在肺腧穴出现结节或中府穴有压痛，肠痈可在阑尾穴有压痛，长期消化不良者可在脾腧穴见到异常变化。《伤寒论》的六经辨证，就是在经络学说基础上发展起来的辨证体系。

指导疾病的治疗 经络学说更多地广泛用于针灸、按摩和药物治疗。

针灸与按摩疗法，主要是根据某一经或某一脏腑的病变，而在病变的邻近部位或循行的远隔部位上取穴，通过针灸或按摩，以调整经络气血的功能活动，达到治疗目的。针灸穴位的选取，必须按经络学说进行辨证，“循经取穴”。

药物治疗，有药物归经理论。羌活、白芷、柴胡分别归手足太阳、阳明、少阳经，能引他药归经，金元时期张洁古、李杲据此采用“引经报使”药法治头痛，太阳经的用羌活，阳明经的用白芷，少阳经的用柴胡。

四、十二经脉正经

根据各经所联系的脏腑的阴阳属性以及在肢体循行部位的不同，人体经脉分为手三阴经、手三阳经、足三阴经、足三阳经四组。名称分别是：手太阴肺经、手厥阴心包经、手少阴心经、手阳明大肠经、手少阳三焦经、手太阳小肠经、足太阴脾经、足厥阴肝经、足少阴肾经、足阳明胃经、足少阳胆经、足太阳膀胱经。

走向交接规律 阴经多循行于四肢内侧及胸腹，阳经多循行于四肢外侧及头面、躯干。阳经行于外侧，阴经行于内侧。上肢内侧手三阴经，从胸走手，交手三阳经。上肢外侧手三阳经，从手走头，交足三阳经。下肢外侧足三阳经，从头走足，交足三阴经。下肢内侧足三阴经，从足走腹（胸），交手三阴经，循行径路“阴阳相贯，如环无端”。

“头为诸阳之会”。十二经脉在头面部的分布规律是：阳明在前，少阳在侧，太阳在后。

十二经脉在躯干部分布的一般规律：前面，足三阴与足阳明经分布在胸、腹部。后面，手三阳与足太阳经分布在肩胛、背、腰部。侧面，手三阴、足少阳与足厥阴经分布在腋、胁、侧腹部。

在小腿下半部和足背部，肝经在前，脾经在中线。至内庭八寸处交叉后，脾经在前，肝经在中线。

表里关系 足太阳与少阴为表里，少阳与厥阴为表里，阳明与太阴为表里，为足之阴阳也。手太阳与少阴为表里，少阳与心主（手厥阴心包经）为表里，阳明与太阴为表里，为手之阴阳也。

互为表里的一脏一腑，生理功能上互相配合，病理上相互影响。在治疗上，相互表里的两经的腧穴经常交叉。

气血在十二经脉内，从手太阴肺经开始，依次流至足厥阴肝经，再流至手太阴肺经，“阴阳相贯，如环无端”。

手太阴肺经属肺，络大肠，通过横膈，联系胃肾。

手阳明大肠经属大肠，络肺，与胃经有直接联系。

足阳明胃经属胃，络脾，与心、小肠有直接联系。

足太阴脾经属脾，络胃，与心、肺有直接联系。

手少阴心经属心，络小肠，与肺、脾、肝、肾有联系。

手太阳小肠经属小肠，络心，与胃有联系。

足太阳膀胱经属膀胱，络肾，与心、脑有联系。

足少阴肾经属肾，络膀胱，与肝、肺、心有直接联系。

手厥阴心包经属心包，络三焦。

手少阳三焦经属三焦，络心包。

足少阳胆经属胆，络肝，与心有联系。

足厥阴肝经属肝，络胆，与肺、胃、肾、脑有联系。

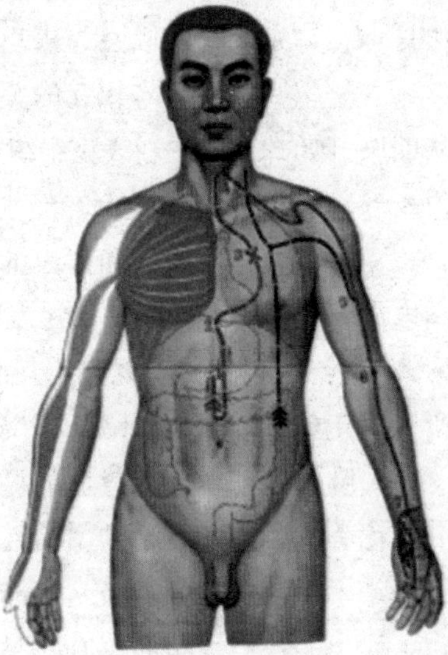

十二经络图

知识小百科：

三阳合病：太阳、阳明、少阳三经同时受邪出现的症候，以阳明经为主。轻症，可用柴葛解肌汤清解。

五、十二经别

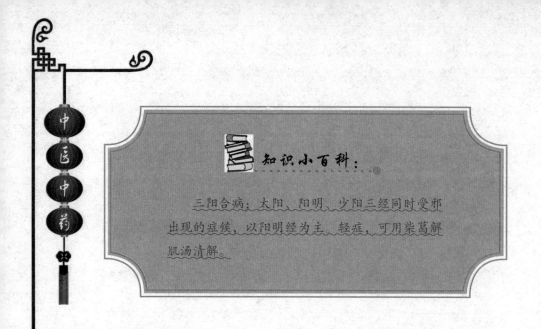

十二经别　简称经别，是十二经脉别出的另一经脉系统，分布于胸腹和头部，沟通表里两经，加强与脏腑联系的。又名“别行的正经”。

经别的循行均从四肢开始深入内脏，再上至头颈浅部，表里相合。

经别与正经不同之处，在于其循行上“离、合、出、入”的特点。

诸经别均从其所属的正经分出，称为离（别），进入胸腹腔称为入，自头颈部出来称为出，与表里经脉相合称为合。手足三阴阳六对，称为六合。

生理功能　辅助十二经脉对内脏和体表的联系。六阳经均行过与其相表里的脏腑，六阴经均行过本脏，濡养脏腑，阴阳两经形成互为表里的配偶关系。其分布与相互的关系比四肢由络脉来沟通表里组织更为缜密。

十二经别辅助了十二经脉对内脏和体表的联系，体现了手足三阴三阳在表里关系上的离、合、出、入和相互灌注，同十二正经、十五络脉、奇经八脉等，构成了运行气血的循环体系。经别对部分腧穴主治性能有很大的影响，各经经穴所能主治的症候，其发病部位有些是经别到达之处，取该经腧穴治疗，往往疗效显著。

知识小百科：

12生肖经络歌诀：子鼠瞳髎窍阴胆，丑牛大敦期门肝，寅虎中府少商肺，卯兔商阳迎香大。辰龙承泣厉兑胃，巳蛇隐白大包脾，午马极泉少冲心，未羊少泽听宫小。申猴睛明至阴膀。酉鸡涌泉俞府肾，戌狗天池中冲包，亥猪关冲丝空焦。

六、十二经筋

十二经筋 简称经筋，运行于体表筋肉，故名。为附属于十二经脉的筋膜系统，十二经脉之气结、聚、散、络于筋肉、关节的体系，循行部位上分布于筋肉系统的总称。联缀百骸，维络周身，主司关节运动。与十二经脉循行相一致，而走向皆起于四肢指爪之间，于踝、腘、膝、臀、腕、肘、腋、髀、颈结聚，终结于头面，沿行于体表，不人内脏，而与他经相接。

七、十二皮部

十二皮部 简称皮部，为十二经脉功能活动反映于体表的部位，经络之气散布的区域。皮肤亦依经络分区，故称十二皮部。

十二皮部合为六经皮部，对应关系为：

六经名：太阳、阳明、少阳、太阴、少阴、厥阴。

皮部名：关枢、害蜚、枢持、关蛰、枢儒、害肩。

生理功能 保卫机体，抗御外邪，反映病理变化。

八、奇经八脉

奇经八脉 十二经脉之外，包括任脉、督脉、冲脉、带脉、阴腧脉、阳腧脉、阴蹻脉、阳蹻脉的八条经脉。因异于十二正经，故名。

生理特点 1、与脏腑无直接络属关系。2、相互之间无表里配合关系。3、全部分布于人体的下肢。除带脉外，循行皆由下而上。

生理功能 1、进一步加强十二经脉之间，即机体各部分间的联系。督脉总督一身阳经，任脉联系总任一身阴经，带脉约束纵行诸脉，二跻脉主宰左右阴阳，二腧脉维络表里阴阳。

2、调节十二经脉气血：十二经脉气有余，蓄藏于奇经八脉。十二经脉气血不足，奇经溢出予以补充。

3、奇经八脉与肝、肾等脏及女子胞、脑、髓等奇恒之府关系密切，相互之间在生理、病理上均有一定的联系。

督脉调节阳经气血，为“阳脉之海”。反映脑、肾及脊髓的功能，主生殖功能。

任脉调节阴经气血，“任主胞胎”，为“阴脉之海”。“总任诸阴”，调节月经，妊养胎儿。

冲脉调节十二经气血，为“十二经脉之海”、“五脏六腑之海”、“血海”。主生殖功能，调节肝、肾和胃气机升降。

带脉约束纵行的各条经脉，司妇女的带下。

阴、阳　脉控制眼睛的开合和肌肉的运动。

阴、阳脑脉分别维系阴经、阳经。

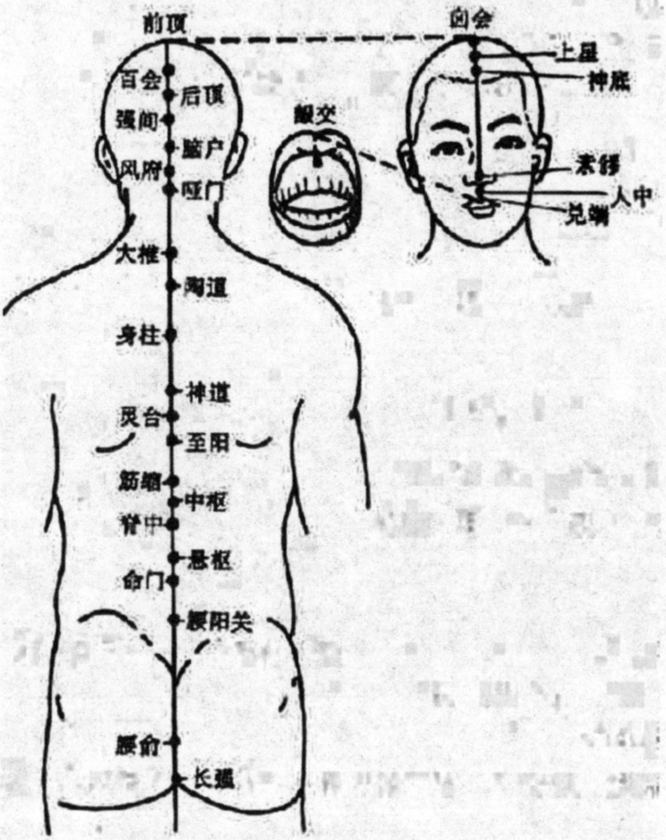

督脉图谱

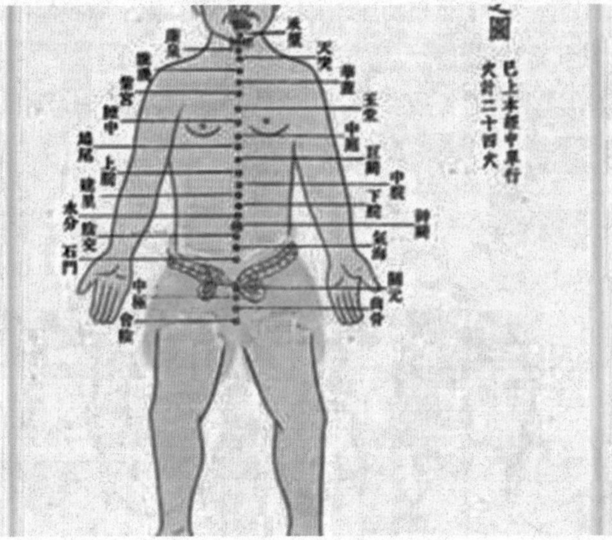

任 脉

知识小百科：

奇经八脉的病理：

1、督脉病机：督脉上络于脑，下络于肾，总督一身之阳。

2、冲任病机：任脉与冲脉，同起胞中，上络于唇口，隶属于肝肾。冲任二脉的病理，主要反映在性机能及生殖机能方面。

3、带脉病机：带脉为病和妇科有关。

4、维脉病机：阳维为阳脉的维系，表现为三阳经的病变。阴维为阴脉的维系，表现为三阴经的病变。

5、迹脉病机：阴和阳迹二经所表现的病变，一是筋肉屈伸运动的异常，一是眼睑开合的失常。

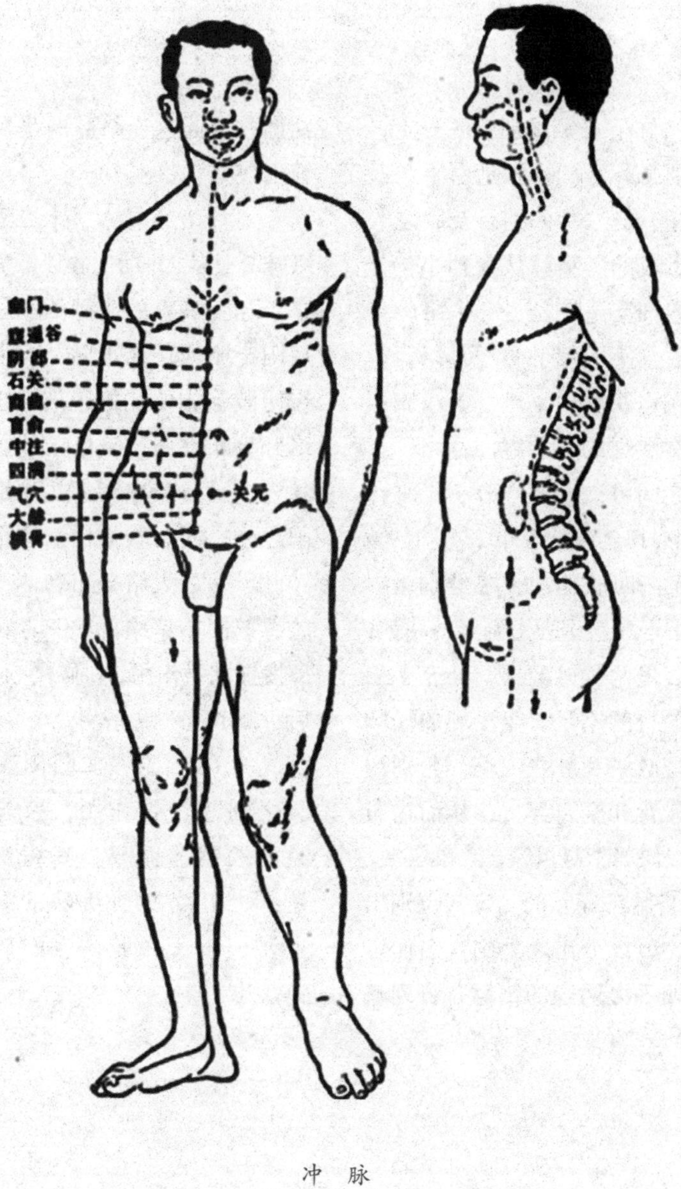
幽门
腹通谷
阴都
石关
商曲
肓俞
中注
四满
气穴
大赫
横骨
关元

冲 脉

九、络脉系统

络脉是自经脉别出的分支，又名别络。十五络脉是由十二经脉和任、督二脉的别络及脾之大络所组成的。络脉从大到小，分成无数细支遍布全身，由络脉分出的更细小的络脉称“孙络”，分布在皮肤表面，浮行于浅表部位而常浮现的络脉称“浮络”。络脉之间可以相互吻合，“复合于皮中,其会皆见于外”(《灵枢·经脉》)。四肢部的十二经别络，加强了十二经中表里两经的联系，沟通表里两经的经气，补充十二经脉循行的不足。躯干部的任脉络、督脉络和脾之大络，分别沟通腹、背和全身经气，从而输布气血以濡养全身组织。

络脉自经脉的一定穴位别出之后，就以分出之处的穴名而定名。如手太阴经的络脉，自列缺别出，因此这支络脉的络穴就名为列缺。

在十五络脉中，十二经脉的络脉都是从四肢肘、膝以下分出，络于相互表里的阴阳两经之间，从阳走阴或从阴走阳，为十二经在四肢互相传注的纽带。任脉之络脉分布在腹部，络于冲脉。督脉之络脉分布在背部，除别走太阳之外，同时联络任脉和足少阴经脉。脾之大络分布在侧身部，能总统阴阳诸络。此三者在躯干部发挥联络作用,加强了人体前、后、侧的统一联系。

生理功能　在阴阳表里经脉之间起纽带作用，参与十二经脉的整体循环。其病变特点是：十五络脉所反映的病候，主要偏重于四肢体表的局部病变疾患。

青少年应该知道的

中医中药

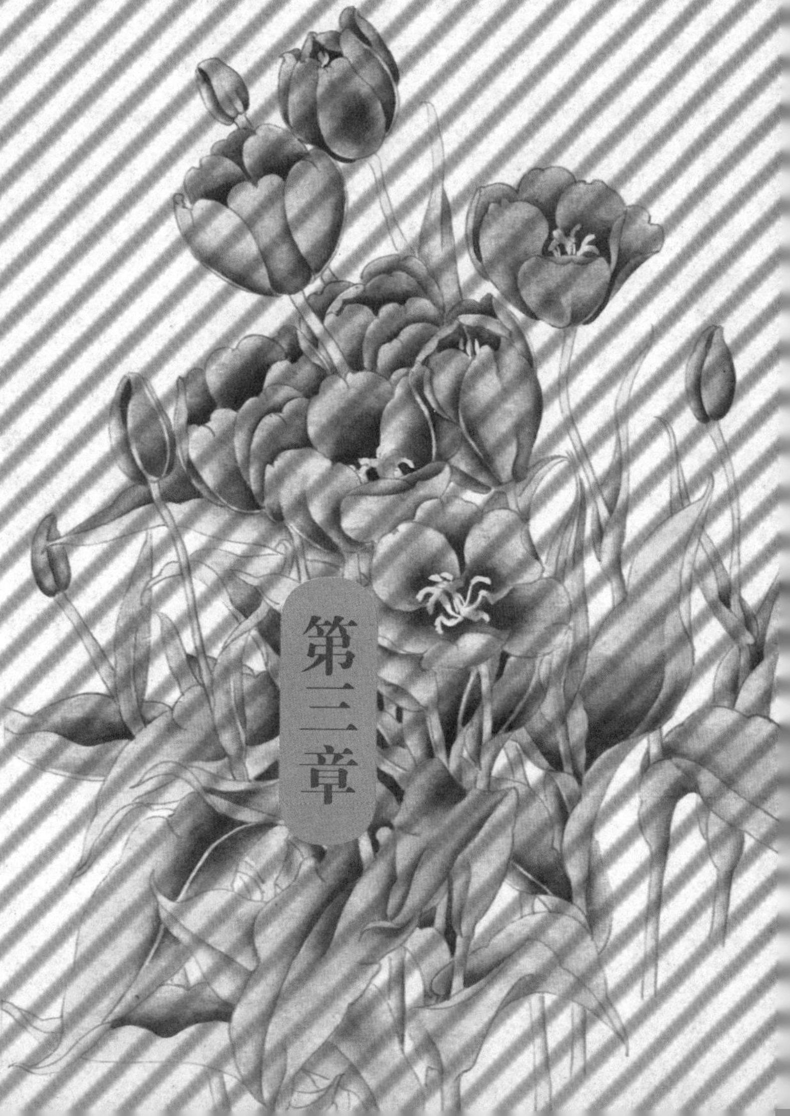

第三章

第三章　藏象（脏象）学说

“藏象”，藏指藏于体内的内脏，象指表现于外的生理、病理现象。“藏象”今作“脏象”。藏象包括各个内脏实体及其生理活动和病理变化表现于外的各种征象，中医学据此作为判断人体健康和诊断、治疗疾病的依据。

藏象学说在阴阳五行理论指导下，研究人体各脏腑的生理功能、病理变化及其相互关系，是中医学理论体系中极其重要的组成部分。

一、藏象（脏象）概说

藏象学说来源

古代的解剖知识　灵枢·经水》云：“夫八尺之士，皮肉在此，外可度量切循而得之，其死，可解剖而视之。其脏之坚脆，腑之大小，谷之多少，脉之长短，血之清浊……皆有大数。”

观察生理病理现象　因皮肤受凉而感冒，会出现鼻塞、流涕、咳嗽等症状，因而认识到皮毛、鼻窍和肺之间存在着密切联系。

总结医疗经验　如从一些补肾药能加速骨折愈合中产生了“肾主骨”学说。

脏象学说的特点

脏象学说认为，人体以五脏为中心，六腑相配合，以气、血、精、津液为物质基础，通过经络内联五脏六腑，外联形体官窍，构成五个功能活动系统。

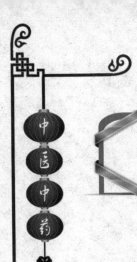

知识小百科：

脏象学说：研究人脏腑活动规律及其相互关系的学说。认为人体以心、肝、脾、肺、肾为中心，胆、胃、小肠、大肠、膀胱、三焦六腑相配合，气、血、精、津液为物质基础，通过经络使内而脏腑，外而五官九窍、四肢百骸，构成有机整体，与外界环境相统一。

五个系统都受天地四时阴阳的影响，互相之间形态结构上密不可分，生理功能上互相协调，物质代谢上互相联系，病理上互相影响。人体整体与局部、局部与局部、结构与功能、物质与代谢、人体与环境构成一个复杂的网络结构。

脏腑

脏腑是人体心、肺、脾、肝、肾五脏，胆、胃、大肠、小肠、膀胱、三焦六腑和脑、髓、骨、脉、胆、女子胞奇恒之府的总称，主要是人体内的实体脏器。

脏腑概括了人体某一系统的生理和病理学概念，一个脏腑的生理功能，可能包含着现代解剖生理学中的几个脏器的生理功能。以五脏为中心，一脏一腑，一阴一阳为表里，由经络相互络属。

五脏主“藏精气”，生化和储藏气血、精气、津液等人体生命活动必须的精微物质，主持复杂的生命活动。

六腑为管腔性器官，主“传化物”，受纳和腐熟水谷，传化排泄糟粕，对饮食物起消化、吸收、输送、排泄作用。

五脏中的浊气，由腑输泻而出，六腑中的精气，输于脏而藏之。

奇恒之腑均为同一类相对密闭的组织器官，形多中空，与腑相近，内藏精气；不与水谷直接

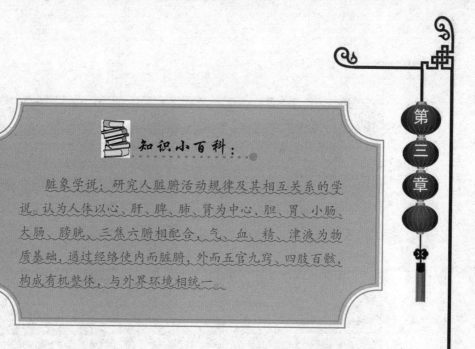

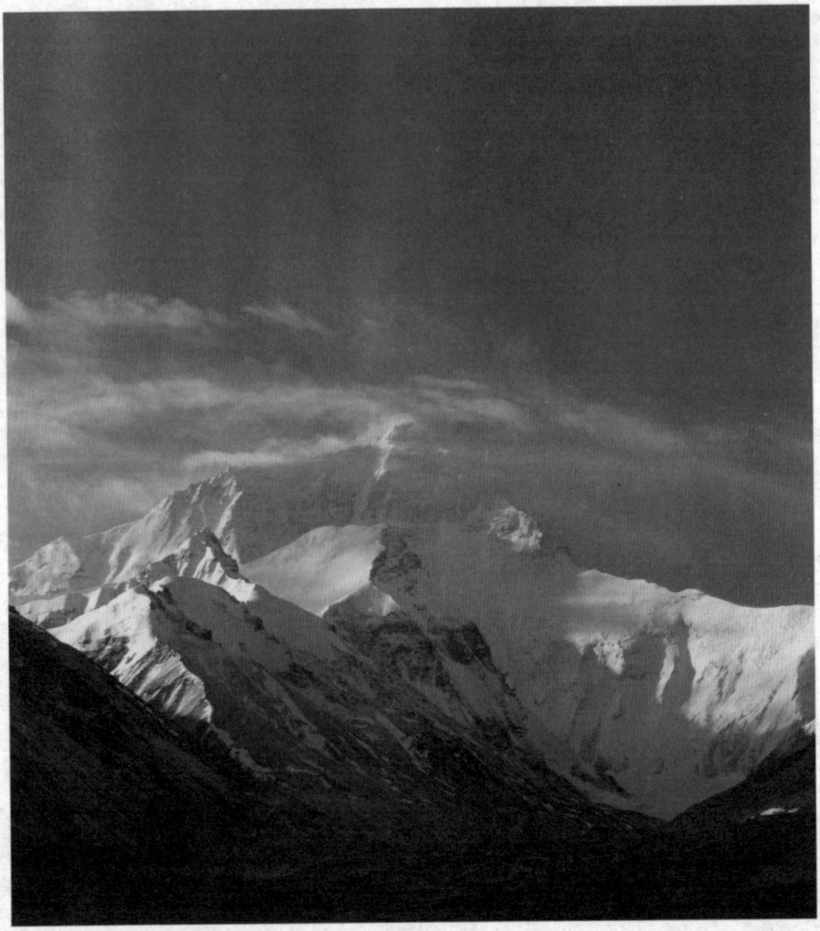

知识小百科：

脏腑病机：疾病发生、发展变化过程中，脏腑生理功能紊乱及其阴阳、气血失调的内在机理。

接触，似腑非腑；类似五脏贮藏精气的作用，似脏非脏。

形体官窍

形体，有广狭之分：广义的泛指包括头、躯干和脏腑在内，具有一定形态结构的组织；狭义的指皮、肉、筋、骨、脉五种组织结构，又称为五体。

官窍：官，指机体有特定功能的耳、目、口、唇、鼻、舌器官，又称为五官，分属于五脏，为五脏的外候；窍，有孔穴、苗窍之意，是人体与外界相通连的窗口。官必有窍，窍多成官，故官窍并称。七窍指头面部眼、耳、鼻孔、口七个孔窍，五脏的精气分别通达于此。九窍又称为九官，为七窍加前阴后阴。

知识小百科：

脏腑的作用：五脏储藏精气津液，六腑主出纳转输。脏与腑、腑与脏之间相互联系、脏腑之间互为表里，与自然环境、四时气候、精神活动，互相影响。

二、五脏

心

脏象学说中的心，有血肉之心和神明之心之别。血肉之心指心脏，神明之心指脑进行意识、思维、情志等精神活动的功能。

心主血脉 心有主管血脉和推动血液循行于脉中的作用。血指血液。脉即脉管，又称经脉，为血之府，血液运行的通道。

作用：行血以输送营养物质，藉以维持其正常的功能活动。生血，使血液不断地得到补充。胃肠消化吸收的水谷精微，通过脾主运化，升清散精的作用，上输于心肺，在肺部吐故纳新之后，贯注心脉变化而成为血液，“心生血”，“血生于心”。

心主神志 也称心藏神。实质是指大脑通过感觉器官，接受、反映客观外界事物，进行意识、思维情志等活动。

心主神志的生理功能正常，则精神振奋，神志清晰，思维敏捷。若异常，可致失眠、多梦、神志不宁，谵狂或反应迟纯，精神萎靡，昏迷、不省人事，甚至危及生命。

心为阳脏主阳气，推动血液循环，维持生命活动，使之生机不息。凡脾胃之腐熟运化，肾阳之温煦蒸腾，以及全身的水液代谢、汗液的调节等等，心阳皆起着重要作用。

心气与夏气相通应。心与夏季、南方、热、火、苦味、赤色等有着内在联系，心阳在夏季最为旺盛，功能最强。

知识小百科：

五味过量伤五脏：酸多伤脾。甘多伤肾。咸多伤心。苦多伤肺。辛多伤肝。

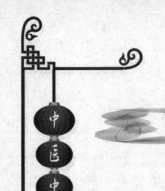

在外感热病中，因温热之邪内陷，出现高热神昏、谵语妄言等心神受扰的病态，称为“热入心包”。由痰浊引起的神志异常，表现为神昏模糊、意识障碍等心神昏乱的病态，称为“痰浊蒙蔽心包”。

肺

主呼吸之气 肺通过不断地呼浊吸清，吐故纳新，促进气的生成，调节气的升降出入运动，保证人体新陈代谢的正常进行。

肺为气之主，肺主呼，肾主纳，呼吸有赖于肾的协作。若病邪犯肺，影响其呼吸功能，则可出现胸咳嗽、喘促、呼吸不利等症状。

主一身之气 肺通过呼吸参与气特别是宗气的生成，调节气机。自然界的清气和水谷精气在肺内结合，积聚于胸中的上气海（膻中），称为宗气。宗气上出喉咙，以促进肺的呼吸运动。贯通心脉，以行血气而布散全身，温养各脏腑组织，维持其正常功能活动，

调节全身气机 气机泛指气的运动，基本形式是升降出入。功能正常，则各脏腑之气旺盛。功能失常，会影响宗气的生成和全身之气的升降出入运动，表现为少气不足以息、声低气怯、肢倦乏力等气虚之候。

主行水 肺的宣发和肃降对体内水液输布、运行和排泄起疏通和调节作用。

宣发，使水液迅速向上向外输布，布散到全身，外达皮毛，“若雾露之溉”以充养、润泽、护卫各个组织器官。经肺代谢后的水液，即被身体利用后的废水和剩余水分，通过呼吸、皮肤汗孔蒸发而排出体外。

肃降，使代谢后的水液不断下行到肾，生成尿液排出体外，保持小便通利。

宣降失常，水道不调，可出现痰饮、水肿等输布和排泄障碍。

主治节（治理调节） 肺辅助心脏治理调节全身气、血、津液及脏腑生理功能。心为君主之官，为五脏六腑之大主。

【知识小百科】

肺燥：干咳无痰或痰少而黏，卡在喉咙很难咯出。

脾

主运化 运，转运输送。化，消化吸收。脾将水谷(各种饮食物)营养物质化为精微，并将精微物质转输至全身各脏腑组织。

运化水谷 脾为后天之本，气血生化之源。功能强健，即“脾气健运”，机体的消化吸收功能健全，能为化生气、血、津液提供足够养料，使全身脏腑组织得到充分营养，正常的生理活动得以维持。脾失健运，消化吸收功能失常，易致腹胀、便溏、食欲不振，倦怠，消瘦，气血不足。

运化水湿(水液) 脾配合肺、肾、三焦、膀胱吸收转输水液(津液)，调节、维持水液代谢平衡。脾居中焦，为津液代谢重要枢纽。功能失常，必致水湿、痰饮，形成水肿。脾为生痰之源，脾虚生湿、脾虚水肿。

主生血统血 使血液在经脉中运行而不溢于脉外。脾失健运，生血物质缺乏，血液亏虚，易现头晕眼花，面、唇、舌、爪甲淡白等血虚征象。脾统血作用是通过气摄血作用实现。脾的运化功能减退，气血虚亏，证见皮下出血、便血、尿血、崩漏，尤以下部出血多见。

主升清 升，上升和输布。清，精微物质。脾吸收水谷精微并上输于心、肺、头目，再通过心肺的作用化生气血，营养全身，维持人体内脏位置相对恒定。以上升为主。脾气主升与胃气主降既对立又统一，共同完成饮食谷物之消化吸收和输布。脾气不能升清，则水谷不能运化，气血生化无源，证见神疲乏力、眩晕、泄泻。脾气下陷(也称中气下陷)，证见久泄脱肛或内脏下垂。

【知识小百科】

脾开窍于口：《灵枢·脉度篇》云：“脾气通于口，脾和则口能知五谷矣。”脾气功能正常，则舌能辨味。脾有病可以影响口味，如脾虚，多觉口中淡而无味；脾有湿热，常感到嘴里发甜。

肝

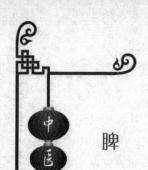

主疏泄 疏，疏通、疏导。泄，升发、发泄。疏通、舒畅以保持

全身气机疏通畅达，通而不滞，散而不郁。

调畅气机 肝疏通调节各脏腑组织的气机升降出入之间的平衡协调。疏泄功能正常，气机调畅、气血和调、经络通利、脏腑组织活动正常协调。

调节精神情志 肝通过其疏泄功能对气机的调畅作用，可调节人的精神情志活动。肝主谋虑即肝辅佐心神参与调节思维、情绪等神经精神活动。肝失疏泄，证见抑郁寡欢、多愁善虑。疏泄太过，证见烦躁易怒、头胀头痛、面红目赤。肝失疏泄而情志异常，称为因郁致病。因情志异常而致肝失疏泄，称为因病致郁。

促进消化吸收 肝通过协调脾胃的气机升降和分泌、排泄胆汁，对脾胃消化吸收功能起促进作用。肝失疏泄，犯脾克胃，证见胃气不降的嗳气脘痞，恶呕纳减，脾气不升的腹胀，便溏。

分泌排泄胆汁 胆汁为肝之余气积聚而成，可促进消化。肝气郁结，影响胆汁分泌排泄，可致脾胃消化吸收障碍，证见胁痛，口苦，纳食不化，黄疸。

维持气血运行 肝失疏泄，气机阻滞，气滞而血瘀，证见胸胁刺痛、瘕积、肿块、痛经、闭经等。气机逆乱，可致血液不循常道而出血。

调节水液代谢 肝脏通过疏利调运三焦脏腑气机，调节体内水液代谢活动。肝失疏泄，三焦气机阻滞，气滞则水停，证见痰、饮、水肿、水臌。

主藏血生血 藏血 肝脏具有贮藏血液、防止出血和调节血量的功能，故称肝主血海。

贮藏血液 肝内贮存一定的血液，可以濡养自身，维持阴阳平衡、气血和调，防止出血。

调节血量 人体各部分的血液，常因不同生理情况而致血量改变。机体需要时，肝脏将贮藏向机体外周输布。需要量减少，部分血液又归藏于肝。肝功能障碍，可致血液亏虚。自失血养，证见两目干涩昏花，或夜盲。筋失所养，筋脉拘急，证见肢体麻木，屈伸不利。血液妄行，证见吐血、衄血。

肝的疏泄与藏血之间为相辅相成关系。肝失疏泄，如肝郁气滞，由气滞而血瘀。若疏泄太过，肝气上逆，血随气逆，又可导致出血。肝藏血不足或不藏血而出血，可致夜寐多梦，女子月经不调。

知识小百科：

肝气、肝火、肝风：肝气：肝之精气，也指肝的气机，表现为肝主疏泄主藏血功能活动。肝火：肝阳亢盛。临床证见目赤、易怒、头痛、胁痛、口苦、吐血、咯血、脉弦数。肝风：肝受风邪所致疾患或肝风内动病证。

主生血 肝参与血液生成的作用。

疏泄与生血，肝气与肝血，相互为用，动静有常。肝血不足致肝气有余，疏泄太过，证见肝气、肝火、肝风。

肝气升发不及，郁结不舒，证见胸胁满闷、胁肋胀痛、抑郁不乐。升发太过，证见急躁易怒、头晕目眩、头痛头胀。

肾

肾为人体脏腑阴阳之本，生命之源，又称先天之本。

主藏精 肾贮存、封藏人身精气。先天之精又称肾本脏之精，禀受于父母，为生育繁殖，构成人体的原始物质。后天之精又称五脏六腑之精，来源于水谷精微，由脾胃化生并灌既五脏六腑。二者相互依存，相互为用。

促进生长发育 肾精决定着机体的生长发育，为人体生长发育之根。肾精亏少，影响人体生长发育，证见发育迟缓、筋骨痿软，成年证见未老先衰，齿摇发落。补肾填精，藏惜肾精为养生重要原则，固精学派，是中医养生学中一个重要的学术流派。

参与血液生成 肾藏精，精能生髓，精髓可以化而为血。治疗血虚常用补益精髓之法。

抵御外邪侵袭 肾精可抵御外邪而使人免于疾病。精充生命力强，卫外固密，适应力强，邪不易侵。

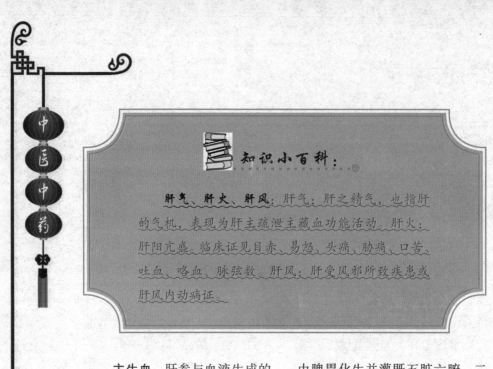

主水液 靠肾阳对水液的气化实现主持和调节水液代谢的作用，为肾的气化作用。水

液代谢将水谷精微中具有濡养滋润脏腑组织作用的津液输布周身，将各脏腑组织代谢利用后的浊液排出体外，均须肾的气化作用。功能失调，气化失职，开阖失度，可致水液代谢障碍。气化失常，关门不利，阖多开少，证见尿少，水肿。开多阖少，证见尿多、尿频。

主纳气 纳，固摄、受纳。肾摄纳肺吸入之气而调节呼吸，正常的呼吸运动是肺肾之间相互协调的结果。呼吸吸入之气，须下归于肾，由肾气为之摄纳，呼吸才通畅、调匀。功能减退，摄纳无权，吸入之气不能归纳于肾。证见呼多吸少、吸气困难、动则喘甚。

主一身阴阳 肾精，为肾功能活动的物质基础，机体生命活动之本。

肾气为肾脏精气所产生的生理功能。肾阴为人体阴液根本，滋养、濡润机体各脏腑组织。肾阳为人体阳气根本，推动、温煦机体各脏腑组织。二者相互制约、相互依存、相互为用，维持人体生理的动态平衡。

肾阴肾阳为脏腑阴阳之本。肾阴为全身诸阴之本，肾阳为全身诸阳之根。肾阴充全身诸脏之阴亦充，肾阳旺全身诸脏之阳亦旺盛。肾阴虚，证见五心烦热，眩晕耳鸣，腰膝酸软，男子遗精，女子梦交。肾阳虚，证见精神疲惫，腰膝冷痛，形寒肢冷，小便不利或遗尿失禁，男子阳痿，女子宫寒不孕，水肿。

肾阴虚发展到一定程度，累及肾阳，阴阳两虚，即阴损及阳。肾阳虚发展到一定程度，也可累及肾阴，阴阳两虚，即阳损及阴。

知识小百科：

肾虚：肾脏精气阴阳不足。肾阳虚为“寒”症，证见腰酸、四肢发冷、畏寒，水肿。肾阴虚为“热”症，证见腰酸、燥热、盗汗、虚汗、头晕、耳鸣。

三、六腑

胆

贮藏和排泄胆汁　胆汁由肝脏形成，进入胆腑贮藏、浓缩，通过胆的疏泄作用于小肠。肝胆一阴一阳，表里相合。肝胆功能失常，胆的分泌与排泄受阻，影响脾胃消化功能，证见厌食，腹胀，腹泻。若湿热蕴结肝胆，肝失疏泄，胆汁外溢，浸渍肌肤，发为目黄、身黄、小便黄为特征的黄疸。胆气以下降为顺，若胆气不利，气机上逆，易致口苦，呕吐黄绿苦水。

主决断　胆能助肝之疏泄以调畅情志。肝胆相济，情志和调稳定。胆气虚弱，证见胆怯易惊、善恐、失眠、多梦等精神情志病变。

调节脏腑气机　功能正常，诸脏易安。

胃

主受纳水谷　接受和容纳水谷。机体的生理活动和气血津液的化生，都需要依靠饮食诸物的营养。胃为水谷气血之海，主受纳，为主腐熟基础，消化功能的基础。胃有病变，影响受纳功能，证见纳呆、厌食、胃脘胀闷。功能强弱，取决于胃气的盛衰。能食，受纳功能强；不能食，受纳功能弱。

知识小百科：

胆气：胆的功能活动。胆气升发条达，有助于其它脏腑功能正常运行。

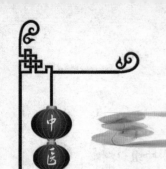

【知识小百科】

脾胃湿热：也称中焦湿热。证见脘腹痞满、体倦身重、大便溏泄、身热口苦、渴不多饮、尿少而黄，脉濡数，治疗以清热利湿为主。

主腐熟水谷 腐熟是饮食物经过胃的初步消化，形成食糜的过程。饮食诸物经过初步消化，其精微物质由脾之运化而营养周身，未被消化的食糜则下行于小肠，不断更新，即胃的消化过程。功能低下，证见胃脘疼痛，嗳腐食臭等食滞胃脘之候。胃主受纳和腐熟水谷的功能，必须和脾的运化功能相配合，才能顺利完成。脾胃合称为后天之本，气血生化之源。

胃气，指胃的生理功能和生理特性，脾胃功能在脉象上的反映，人体的精气。胃腐熟水谷，以降为顺，以通为用。胃气影响整个消化系统的功能，直接关系到整个机体的营养来源。食欲如常，舌苔正常，面色荣润，脉象从容和缓，不快不慢，即为有胃气。保护胃气，实为保护脾胃功能。

【知识小百科】

便溏泄泻：便溏，大便不成形。泄泻，腹泻，多见于脾虚症。

小肠

小肠包括回肠、空肠和十二指肠。

主受盛化物 受盛，接受。化物，糟粕由小肠下输于大肠。功能失调，传化停止，则气机失于通调，滞而为痛，证见腹部疼痛。化物功能失常，证见腹胀、腹泻、便溏。

主泌别清浊 泌，分泌。别，分别。清，精微物质。浊，代谢产物。泌别清浊，指小肠对承受胃初步消化的饮食诸物，在进一步消化的同时，随之进行分别水谷精微和代谢产物。别浊，形成粪便、尿液。因在泌别清浊中，参与了水液代谢，故有“小肠主液”之说。功能失调，清浊不分，证见便溏泄泻，小便短少。

小肠的消化吸收功能，在脏象学说中，归属于脾胃纳运范畴。不良之候，多从脾胃论治。

大肠

传导糟粕 大肠接受小肠下移的饮食残渣，形成粪便，经肛门排出体外。大肠传导功能与胃的通降、脾的运化、肺的肃降、肾的封藏关系密切。传导失常，证见大便秘结或泄泻。湿热蕴结于大肠，大肠气滞，证见腹痛、里急后重、下痢脓血。

吸收津液 大肠接受由小肠下注的饮食物残渣和剩余水分之后，将其中的部分水液重新再吸收，参与调节体内水液代谢，即大肠主津。大肠病变多与津液有关。大肠虚寒，无力吸收水分，证见肠鸣、腹痛、泄泻。大肠实热，消烁水分，肠液干枯，肠道失润，证见大便秘结不通。

膀胱

贮存尿液 津液代谢时的津液之余，下归于肾，浊者下输于膀胱，变成尿液。津液缺乏，小便短少。小便过多则丧失津液。

排泄小便 尿液贮存于膀胱，达到一定容量时，通过肾的气化作用，使膀胱开合适度，尿液可及时从溺窍排出体外。

三焦

上焦指膈以上的胸部，有心、肺两脏以及头面部。中焦指膈以下、脐以上的腹部，主要有脾与胃。下焦指脐以下的腹部，有小肠、大肠、肾和膀胱等。

通行元气 人体元气通过三焦而输布到五脏六腑，充沛全身，激发、推动脏腑组织的功能活动。三焦通行元气的功能，关系到整个人体的气化作用。

疏通水道 三焦为水液生成敷布、升降出入通路。上焦之肺，为水之上源，宣发肃降通调水道。中焦之脾胃，运化并输布津液于肺。下焦之肾、膀胱，蒸腾气化，使水液上升归于脾肺，再参与体内代谢，下行形成尿液排出体外。三焦在水液代谢过程中的协调平衡作用，称三焦气化。三焦气治，则脉络通而水道利。

运行水谷 三焦可运行水谷，协助输布精微，排泄废物。上焦具输布精微之功，中焦消化吸收转输，下焦排泄粪便和尿液。

上焦如雾 上焦接受来自中

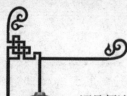

焦脾胃的水谷精微，通过心肺的宣发敷布，布散营养滋润全身，若雾露之溉，故称。又称上焦主纳。

中焦如沤 胃受纳腐熟水谷，由脾之运化而形成水谷精微，以此化生气血，经脾升清转输，将水谷精微上输于心肺濡养周身。因脾胃腐熟水谷、运化精微，故称中焦如沤。因中焦运化水谷精微，故称中焦主化。

下焦如渎 肾、膀胱、大小肠主分别清浊，排泄废物。具有向下疏通，向外排泄之势，故称。又称下焦主出。

四、奇恒之腑

脑

脑，中医也称头。为清窍所在之处，人体清阳之气皆上出清窍。外为头骨，内为脑髓，合之为头。

主宰生命活动 人出生之前，形体已具，形具而神生。人始生先成精，精成而脑髓生。人出生之前随形具而生之神，称元神。元神藏于脑中，为生命的主宰。

【知识小百科】

脑，又名髓海、头髓、泥丸、昆仑、天谷，位于人体最上部，外为头面，内为脑髓，精髓神明高度汇集之处，为元神之府。

主精神意识 人的思维意识活动是在元神功能基础上，后天获得的思虑识见活动，属识神范畴。识神又名思虑之神，为后天之神。情志活动是人对外界刺激的反应形式，也是精神活动，与人的情感、情绪、欲望等心身需求有关。脑主精神意识的功能正常，则精神饱满，意识清楚，思维灵敏，记忆力强，语言清晰，情志正常。否则，便出现神明功能异常。

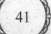

主感觉运动 五脏外窍眼耳口鼻舌与脑相通，视、听、言、动与脑关系密切。脑髓充盈，身

体轻劲有力。胫酸乏，功能失常，不论虚实，均证见听觉失聪，视物不明，嗅觉不灵，感觉异常，运动失。

【知识小百科】

神：中医理论中的神是人体形体的机能或功用，随着个体的发生、发育、成长、消亡而发生、发展、消亡。神由先天之精气所化生，由精气构成的形体是人身的根本。胚胎形成时，生命之神随即产生。后天个体发育中，神须依赖水谷精气充养。神明之心实质是脑。

心脑相通 血肉之心为心脏。神明之心，实质为脑。心主神明，脑为元神之腑。心主血，上供于脑，血足脑髓充盈。心脑相通，脑病可从心论治，心脑同治。

脑肺相系 肺主一身之气，助心行血。肺功正常，气充血足，髓海有余。

脑脾相关 脾胃健旺，熏蒸腐熟五谷，化源充足，五脏安和。脾胃虚衰则九窍不通，清阳之气不能上行致脑失所养。

肝脑相维 肝主疏泄、藏血，调畅气机。气机调畅，气血和调，脑清神聪。疏泄可致血溢于脑。藏血失常，脑失所主。

脑肾相济 脑为髓海，精生髓，肾藏精，肾精充盛则脑髓充盈，肾精亏虚则髓海不足而变生诸症。治疗脑病常补肾填精益髓。

髓

充养脑髓 脑为髓海。脑得髓养，脑髓充盈，脑力充沛，元神之功旺盛，耳聪目明，体健身强。肾精不足，不能生髓充脑，可致髓海空虚，证见头晕耳鸣、两眼昏花、腰胫酸软、记忆减退，小儿发育迟缓、囟门迟闭、身体矮小、智力动作迟钝。

滋养骨骼 髓藏骨中，骨赖髓以充养。精能生髓，髓能养骨，肾精充足，骨髓生化有源，骨骼得到滋养，生长发育正常。肾精亏虚，骨髓失养，证见骨骼脆弱无力，发育不良。

化生血液 精生髓，髓化血。精髓为化血之源。血虚证，宜补肾填精治之。

髓与五脏 髓由肾精所化生。

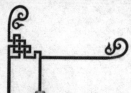

肾中精气盛衰与髓之盈亏关系密切。脾胃为后天之本，气血生化之原，水谷精微化而为血。髓可生血，血亦生髓。髓之盈亏与脾胃有关。气、血、精、髓可以互生，髓与五脏皆相关，以肾为最。

女子胞（子宫）

主持月经　月经是女子生殖细胞发育成熟后周期性子宫出血的生理现象，乃脏腑气血作用于胞宫所致，胞宫功能正常与否直接影响月经的来潮。

孕育胎儿　胞宫为女性孕产的器官。受孕之后，月经停止来潮，脏腑经络气血皆下注于冲任，到达胞宫以养胎。

女子胞与肝　女子以血为体，以气为用。经、孕、胎、产、乳均与气血相关，依赖于肝的藏血疏泄功能。

女子胞与脾　经血化生与固摄与脾关系密切。脾气健旺，化源充足，统摄有权，经血藏泄正常。

女子胞与肾　天癸是促进生殖器官发育，生殖机能成熟的必需物质，是肾中精气充盈到一定程度的产物。女子年少肾精充盈，胞宫发育成熟，具有生育能力。年老肾精衰少，天癸由少而至衰竭，月经闭止，生育能力随之丧失。

知识小百科：

天癸：肾中精气充盈到一定程度时产生的促进人体生殖器官成熟，并维持生殖功能的物质。

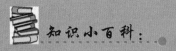

女子胞与冲脉 冲脉为血海,蓄溢阴血,胞宫才能泄溢经血,孕育胎儿。

女子胞与任脉 任脉为人体妊养之本。任脉气血通盛为女子胞主持月经、孕育胎儿的生理基础。冲为血海，任主胞胎，二者相资，方能有子。

女子胞与督脉 督脉与任脉交会于阴交，经气循环往复，沟通阴阳，调摄气血，方可维持胞宫正常的经、孕、产生理活动。

女子胞与带脉 带脉可约束、统摄冲任督三经气血，固摄胞胎。

女子胞与十二经脉 十二经脉气血通过冲脉、任脉、督脉灌注于胞宫之中，而为经血之源，胎孕之本。女子胞与十二经脉相通，禀受脏腑气血，泄为经血，藏育胎胞。

青少年应该知道的

中医中药

第四章

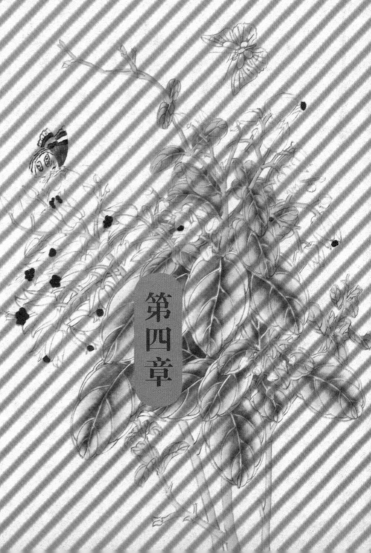

第四章 阴阳学说

阴阳学说，源出中国古典哲学，认为宇宙间任何事物都具有既对立又统一的阴阳两方面，阴阳经常不断地运动和相互作用。这种运动和相互作用，是一切事物运动变化的根源，以致生化不息。

两件事物发生一定联系时，可以把它们分为阴阳。例如，天为阳、地为阴，日为阳、月为阴，火为阳、水为阴，男为阳、女为阴，白天为阳，黑夜为阴。

中医学认为人体生理活动，疾病的发生发展，也超越不出阴阳这个范围。因此掌握疾病的发展过程，探求疾病的本质，获得满意疗效，必须探求人体的阴阳变化。

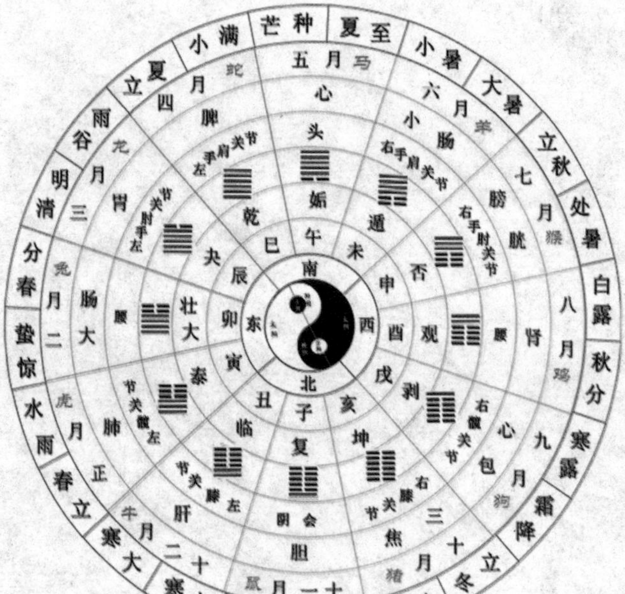

太极图

一、阴阳变化的规律

相对性 就人体而言，体表为阳，内脏为阴。就内脏而言，六腑属阳，五脏为阴。就五脏而言，心肺在上属阳，肝肾在下属阴。就肾而言，肾所藏之“精”为阴，肾的“命门之火”属阳。

阴阳互根 中医学认为，阴阳互相依附，彼此存在着相互资生、相互依存的关系，阳或阴，皆不能单独存在。人体的机能活动属阳，津液、精血等营养物质属阴。各种营养物质是机能活动的物质基础，营养物质源自内脏的功能活动吸取。

阴阳消长 阴阳双方在对立互根的基础上永恒地运动变化着，阴消阳长或阳消阴长。寒属阴，阴盛则见寒证，如受冷后出现的胃寒腹痛、腹泻等。热属阳，阳盛则见热证，如急性肺炎出现的高热口渴、皮肤红等急性热病症状。虚弱病症，发病机制为偏虚的，称阴虚。阴消阳突出，热属阳，因此阴虚表现为热证，称虚热。如果某脏腑的阳偏虚，此为阳消，称阳虚。此时阴相对突出，因寒属阴，故阳虚见寒证，称虚寒。

正常情况下，阴阳相对平衡。消长关系超出一定的限制，不能保持相对的平衡时，即出现阴阳某一方面偏盛偏衰，可致疾病发生。

阴阳转化 同一机体的阴阳，在一定的条件下，各自向其相反方面转化。

阴阳消长是量变，转化则为质变，“重阴必阳，重阳必阴”、“寒极生热”、“热极生寒”。某些急性热病，由于邪热极重，大量耗伤机体正气，持续高热，会突然出现体温下降，四肢厥冷，脉微欲绝等阴寒危象，即由阳转阴。若抢救及时，处理得当，正气恢复，四肢转温，色脉转和，阳气恢复，为由阴转阳，病情好转。由实转虚、由虚转实，由表入里、由里出表，均为阴阳转化的例证。

二、阴阳在医学中的应用

根据外为阳、内为阴，上为阳、下为阴，背为阳、腹为阴规律，人体皮毛在外为阳，脏腑在内为阴。头在上为阳，足在下为阴。

阴阳是否调和，决定人体健康与否，阴阳平衡，人体健康。“阴平阳秘，精神乃治。”人体摄取饮食，经过脾、胃的腐熟运化，营养物质运送至全身，肉体增长强壮、生命活力旺盛。食物消化后有形的废料，由前后二阴排出。

阴阳失衡，表现为各种症状。阳证症状表现为发热、口渴、脉数（快）等，又称热证（阳证）。阴证症状表现为不发热，口不渴、手足冷、脉迟（慢）等，又称寒证（阴证），即《内经》说的“阳胜则热，阴胜则寒”证。

阴阳偏衰，阴不足，阴虚生内热。阳不足，阳虚生外寒。阴阳均不足，虚寒虚热并见阴阳两虚，即《内经》说的“阴虚生内热，阳虚生外寒”、“阴阳两虚”证。

阴阳为诊断的总纲，可概括疾病属性。疾病属性不外阴阳两类，部位不在表（阳）就在里（阴），性质非热证（阳）即寒证（阴），发展趋势非实证（阳）即虚证（阴）。

中药种类甚多，性能亦不外

知识小百科：

阴平阳秘、阴阳失调：脏腑、经络生理活动正常，气血阴阳协调平衡，即“阴平阳秘”；致病因素作用下，生理活动异常，气血阴阳平衡关系被破坏，则致“阴阳失调”。

阴阳两类。寒、热、温、凉药性，温热属阳，寒凉属阴。

“调整阴阳，以平为期”为治疗的总原则和基本出发点。阴阳盛衰，补其不足，泻其有余，以纠正阴阳偏盛偏衰异常，恢复相对平衡状态，亦即“寒者热之，热者寒之，实者泻之，虚者补之”。

阳虚和阴胜则寒，用热药，寒者热之。阴虚和阳胜则热，用寒药，热者寒之。正气不足，虚者补之。邪气偏胜，实者泻之。阴不足、阳偏亢，滋阴潜阳。阴阳两者均不足，阴阳双补，滋阴助阳。

三、五行学说

五行，指自然界中木、火、土、金、水五类物质的运动变化，既相互资生又相乘相侮，在不断的相生相克运动中维持动态的平衡。

木曰曲直，木代表生气旺盛，具有生长、升发、舒畅作用或性质的事物均属木。火曰炎上，火代表炎热的、向上的，具有温热、升腾作用的事物均属火。土爰稼穑，具有营养作用和生化、承载、受纳作用的事物均属土。金曰从革，具有摧残杀伤、清洁、肃降、收敛作用的事物均属金。水曰润下，具有寒凉、滋润、向下运动特性的事物均属水。

中医在五行归类基础上，以五脏为中心，用相生相克关系说明人体各部分间生理过程中的关系。在病理情况下，亦以五行关系分析判断病情。

【知识小百科】

五行：中国古代哲学指木、火、土、金、水五种物质的运动变化。中医学以五行配五脏，即肝木、心火、脾土、肺金、肾水，用五行的特性说明五脏的功能。

四、五行学说的基本规律

相生规律 生，资生、助长、促进。五行之间具有的互相资生、助长关系，简称为“五行相生”，次序是木生火，火生土，土生金，金生水，水生木。五行中任何一行均具生我、我生的母子关系。生我者为母、我生者为子。以水为例，生我者为金，金为水之母，我生者为木，木为水之子。肝属木，心属火，脾属土，肺属金，肾属水，结合五脏，即存在肝生心，心生脾，脾生肺，肺生肾，肾生肝的关系。

相克规律 五行之间，均具有相互制约、克服、阻抑关系，简称“五行相克”，次序是木克土，土克水，水克火，火克金，金克木。就五脏而言，则有肝克脾，脾克肾，肾克心，心克肺、肺克肝的关系。

五行制化 五行相生寓有相克，五行相克寓有相生的内在联系。其规律为木克土，土生金，金克木。火克金，金生水，水克火；土克水，水生木，木克土。金克木，木生火，火克金。水克火，火生土，土克水。

相乘规律 乘，乘袭。相乘，达到病理的程度。次序为木乘土，土乘水，水乘火、火乘金，金乘木。

相侮规律 侮，欺侮。病理的反常现象。次序为木侮金，金侮火，火侮水，水侮土，土侮木。

五、五行归类表

五行	木	火	土	金	水
方位	东	南	中	西	北
天干	甲乙	丙丁	戊己	庚辛	壬癸
地支	寅卯	巳午	辰戌 丑未	申酉	子亥
四季	春	夏	长夏	秋	冬
五形	矩形	尖形	方形	圆形	波形
五色	青	赤	黄	白	黑
五位	酸	苦	甘	辛	咸
五志	怒	喜	思	忧	恐
五智	仁	礼	信	义	智
五脏	肝	心	脾	肺	肾
五腑	胆	小肠	胃	大肠	膀胱
五官	目	舌	唇	鼻	耳
五体	筋	脉	肉	皮毛	骨
五魄	魂	神	意	魄	精
五气	风	暑	湿	燥	寒
五化	生	长	化	收	藏
五温	温	热	自然	凉	寒
六神	青龙	朱雀	勾陈 腾蛇	白虎	玄武

春季草木萌芽生长，呈现蓬勃生气，出现青的颜色，故用木象征春。春季多风，结合人体肝脏性喜条达舒畅，象征着木和春的情况。五脏中的肝与六腑中的胆为表里关系，肝开窍于目，在五体中主筋，肝病每多出现目病或抽筋（痉挛）症状。肝木旺者多喜怒，而大怒又易伤肝，肝在五志中主怒。某些肝病，往往会出现青的颜色。

把以上自然、生理、病理现象联系在一起，就可以把木、春、肝、胆、目、筋、怒、青等一系列的事物和现象，归属于木的一类之下，形成一个系统。从横的方面来看，亦有明显联系，如五行本身，木生火，火生土，土生金，金生水。

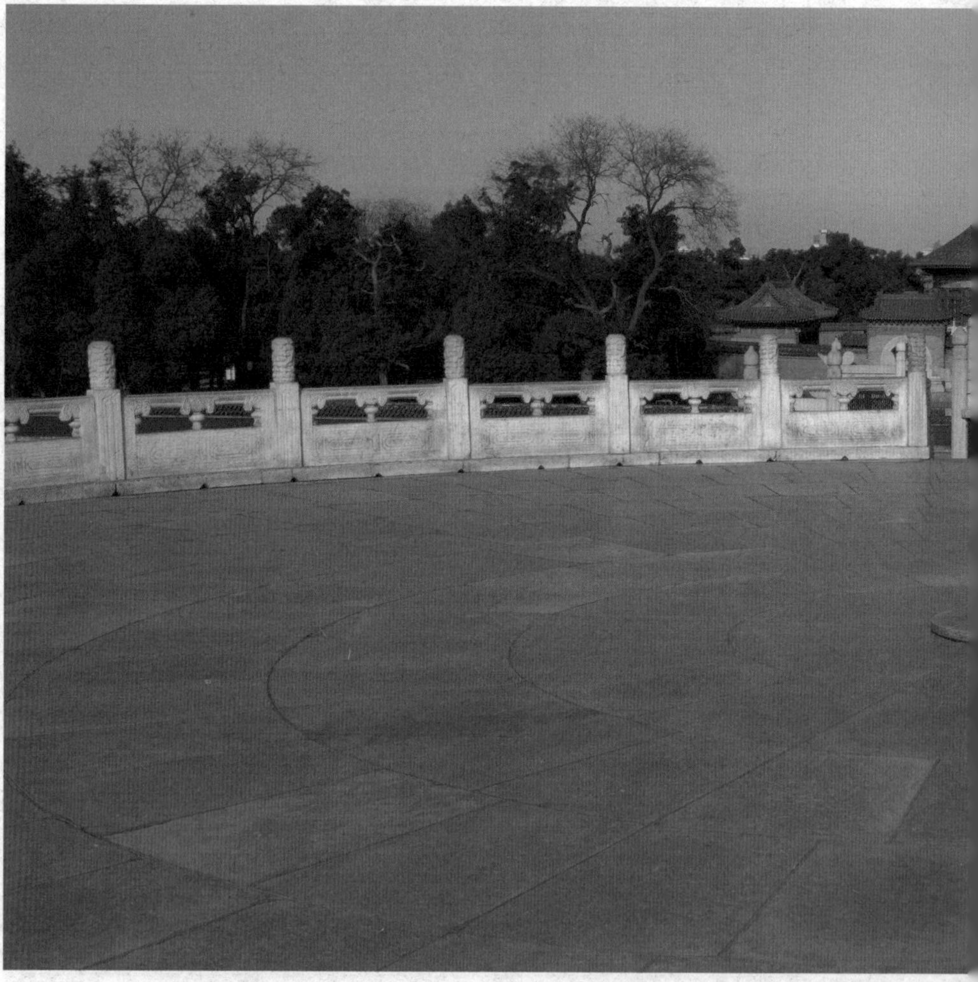

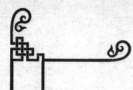

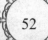

六、五行学说的临床应用

中医学运用五行的生克乘侮规律来解释五脏病变的相互影响关系，调整五脏间生克乘侮关系以治病。

肝木乘脾土，见肝脾不和证，治疗时一般采取“培土抑木”的方法疏肝健脾。

肾生肝，水生木。肾精能滋养肝脾不和证，称“水能生木”。肾水不足时，肝木失养，

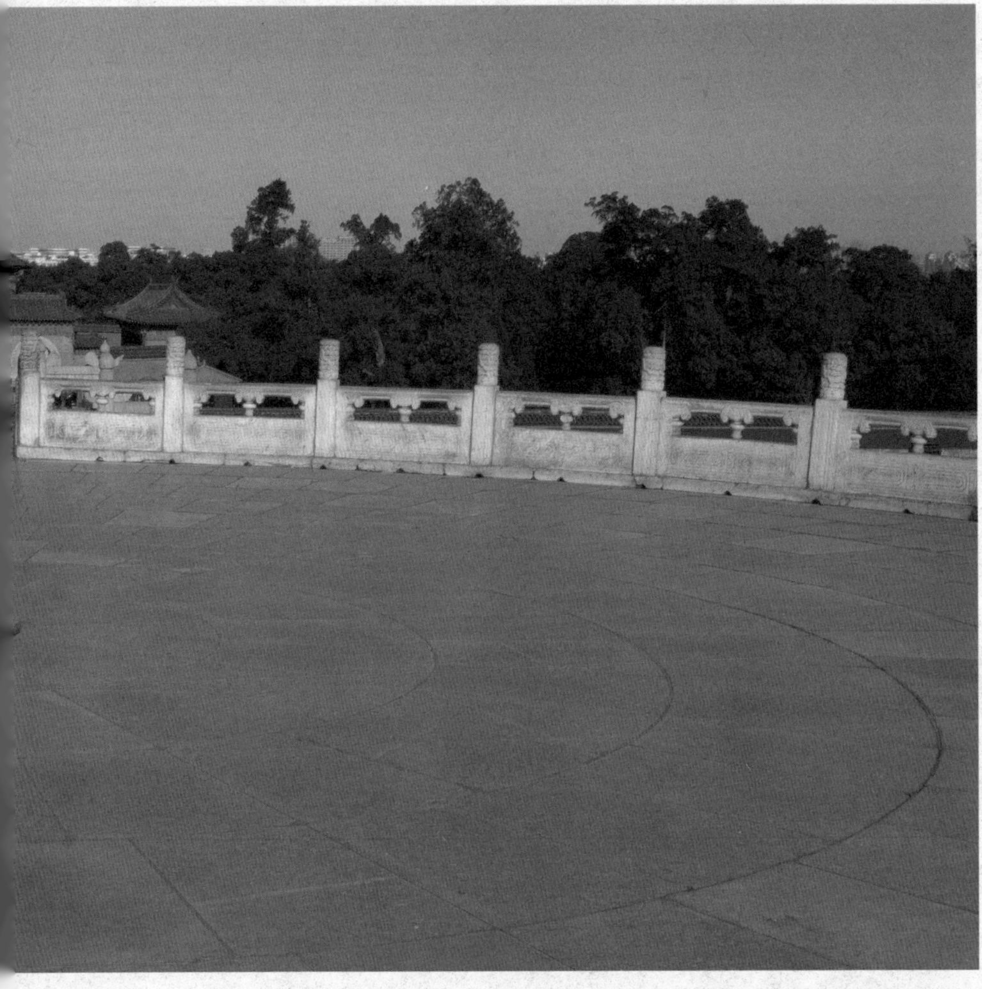

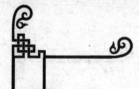

见肝阳上亢等水不涵木病证，滋水涵木，肝阳上亢证候可以得到改善。

肾助脾，火生土，脾的运化功能需肾阳帮助方可正常进行，若肾阳虚导致脾阳虚，则出现脾肾阳虚证，伴以腹泻、水肿等证。治宜温补肾火，资助脾阳，温肾健脾。

脾益肺，土生金，脾气健运，可将饮食精微运输给肺，保持肺的正常功能。脾虚精微不升，废浊不降，容易产生痰湿，出现痰多、咳嗽等肺的症状，健脾化痰，培土生金，健脾补肺的方法，往往效果较好。

肾济心，水火相济，肾主水，心主火，肾藏精。正常时，心肾互济，心助肾以阳，肾助心以阴，“心肾相交”，保持平衡状态。如肾水不足，则不能滋润心阳，易现心火亢盛症状，“心肾不交证”。滋肾水（阴）降心火，病证痊愈。

七、阴阳与五行的关系

阴阳的内容通过五行物象反映出来，五行是阴阳内容的存在形式。阴阳学说主要说明事物对立双方的互相依存、消长、转化关系，五行学说用事物属性的五行归类及生克乘侮规律，说明事物属性与事物间的关系。二者皆以脏腑、经络、气血津液等为其物质基础，从宏观自然现象包括人体的变化规律，分析、研究、解释人体的生理活动和病理变化及人体内外的各种关系，指导临床辨证与治疗。

青少年应该知道的

中医中药

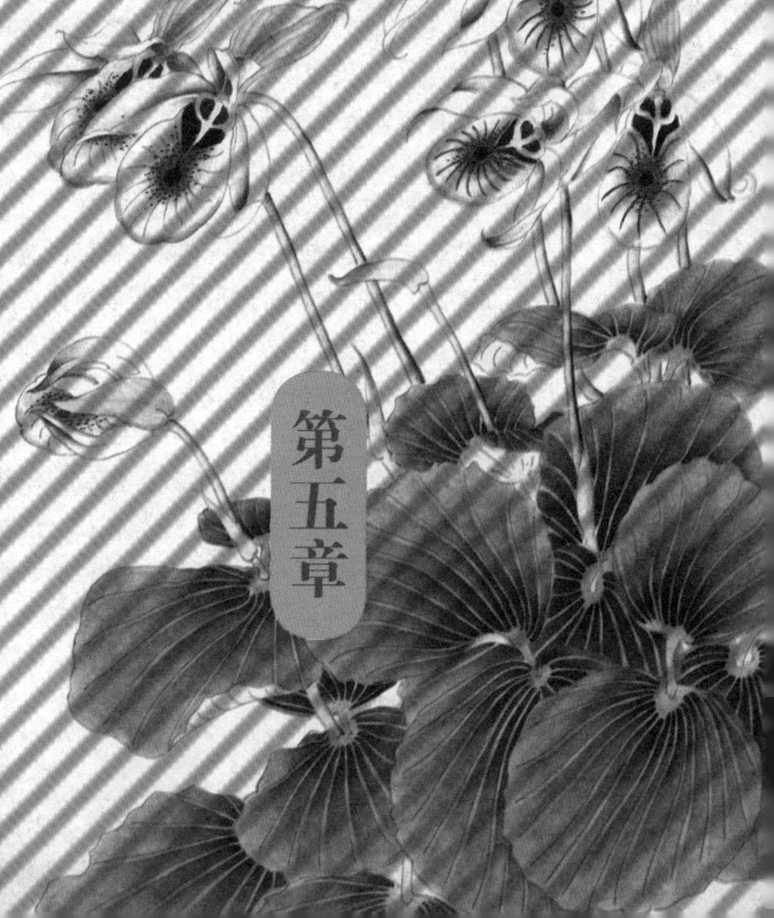

第五章

第五章　四诊

望、闻、问、切四诊，是为了了解疾病的各种证候，作为辨证的依据。要从整体观念出发，依据四诊纲领顺序进行，四诊合参，使病情无遗漏。

一、望诊

望诊是运用视觉，观察病人的神、色，形、态的变化。“神”是精神、神态，从神的盛衰可以观测病情的轻重及预后的变化。“色”是色泽，五种肤色是五脏气血盛衰、疾病变化的表现。色宜明润含蓄，忌枯槁暗晦。“形”是形体，指病人的发育和营养状况，可据以了解患者抗邪能力强弱，推知病情的进退。“态”是姿态动作。神、色，形、态的变化，表现于面、眼、口、鼻、舌、躯体、四肢和皮肤等各部，可根据形色变化确定病位、病性。

望形体　观形体，可知五脏盛衰。脑为元神之府，肾精生化之髓充实其中，方可神采焕发，思维敏捷。如头往前倾，目睛内陷，为髓海不足、元神将惫现象。背为胸廓，心肺居于胸中，背曲肩随，为心肺已虚象征。腰不能转摇，为肾脏功能衰惫。膝部关节屈伸不能，俯身而行，乃肝系筋失柔和。肾系之骨内贮骨髓，骨健全赖髓充。不能久立，行则振掉，则为骨髓亏损、骨质疏松所致。局部骨节变形是类风湿的特征。诸如此类，皆可通过望形体得来证象。

望面色　望面色，可知五脏荣枯。《内经》将面色分为青、黄、赤、白、黑五色，青色属肝，

知识小百科：

望诊的理论根据：望诊是根据脏腑、经络等理论诊察疾病的方法。脏腑功能变化，必然反映于人体外部的神、色、形、态。五脏六腑和体表由十二经脉贯通在一起，又分别和全身的筋、骨、皮、肉、脉（五体）相配，观察体表和五官形态功能的变化征象，可推断内脏的变化，全身精气的盈亏。

黄色属脾，赤色属心，白色属肺，黑色属肾，若颜色由正常的色泽明润变为异常的晦暗不鲜，则说明五脏呈病态。应以颜色变化为基础，气血津液的盈虚通滞为依据，揭示病变本质。

面青多属经脉挛急，血行不利的痛证。症如小儿惊风、胁腹痛。面黄为湿、热、虚证。淡黄萎黄，为内伤脾胃。久病之后，准头、印堂、面部色转黄而明润者为病退欲愈。黄而青黯属瘀血兼湿热。面赤，缘缘正赤为阳气怫郁在表。午后颧赤为阴虚火旺。面赤如妆，嫩红带白为戴阳。面赤如醉为胃热。面白，白而干瘦为血枯，白而浮肿为气虚，白如枯骨为肺气绝。面黑而皮肤甲错为血瘀。黑色出于庭，大如拇指主暴死。环口黧黑为肾绝。

望舌质、舌苔 舌为心的苗窍，无皮肤包裹其外，最能反映血的盈虚。望舌色，可辨营血虚滞。舌体淡红嫩红为心脾虚或心血不足。干瘪无津，不能言语者为危重难治之证。胖嫩为气虚。强硬为中风，脉络失养，无胃气。卷缩，舌干红为热极，舌白润为虚寒。短胖为痰湿。舌尖白根黄，不甚干而短缩不能伸出，为痰夹宿食。抖颤，舌掉动不已为肝风。舌战颤难言为心脾气亏。

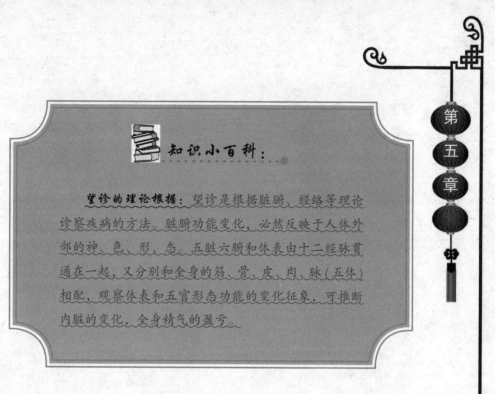

舌质红色，淡红无苔，为心脾气虚。鲜红，外感热病见之为热甚，虚劳内伤见之为阴虚火旺。光红柔嫩无津为津液耗损，阴气

将绝。中见紫斑，将发斑。舌质绛色，兼黄白苔，邪热初闯入营，气分之邪未尽。望之如干，扪之有津，为津亏而湿热熏蒸，痰浊将蒙蔽心窍。上有垢腻，为中夹秽浊。光亮无津，为肾阴已亡。干枯而萎，为肾阴已涸。有大红点，为热毒乘心。紫舌，舌紫肿大，为酒毒冲心。晦暗湿润，为瘀血蓄积。青紫滑润，为寒邪直中肝肾。蓝舌，无苔为气血已亏，病已极危，难治；有苔为腑脏损伤未甚，尚可治。滑腻苔中见蓝舌为湿痰，痰饮。蓝色不满舌为瘟疫，湿热不解。

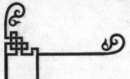

舌苔薄白滑燥，均为外感风寒，白滑粘腻为内有痰湿。白厚而燥为热邪伤津，浊气不化。白如积粉为瘟疫，湿浊甚重。白中带黄为邪将传里。白苔边红为风湿。白苔绛底，为湿遏热伏。黄苔，深黄滑腻为湿热交阻。干燥为外邪虽解，内火已炽。黄厚为阳明湿热。燥黑而有刺或有裂纹为热结已深，气阴均耗。灰苔，滑润为阴寒证，干燥为热证。黑苔，白苔中心渐黑燥为伤寒邪热传里；红苔而中心变黑为湿热瘟疠传变，坏征之兆。燥裂为热炽津枯。滑润为阳虚阴寒盛。黑滑粘腻为湿痰，寒饮伤脾。

知识小百科：

舌质、舌苔：舌质：舌的肌肉脉络组织，望舌质包括观察舌色、舌神、舌形、舌态和湿润度。舌苔：舌面上的一层苔状物，由胃气所生。望舌苔主要包括苔质与苔色两个方面。

二、闻诊

闻诊是运用听觉听取病人发出的各种声音，从其高低、缓急、强弱、清浊，利用嗅觉闻病人所发出的包括大小便、汗液的气味是否酸臭腥腐，辨别寒、热、虚、实，测知病性。

闻语言 声音高浊，为阳证，有余之象。声低轻清，为阴证，不足之象。声音粗壮，语无伦次（谵语）为实热。声音细微，语音重复（郑声）为虚证。失音（暴瘖）为实证，多因风寒客热。嘶哑（久瘖）为虚证，多因内伤精气。

闻呼吸 喘促，呼吸抬肩，声高息涌为实证，声低息去为虚证。呼吸呀呷有声（哮），多因痰涎内阻，外感风寒，或过食盐糖所致。呼吸不续，似喘而不抬肩（短气）为里实，留饮，肺虚。气少不能多言，言多则气息不续为久病虚弱。呼多吸少，气息急促（上气）为胸膈痰涌，或阴虚火炎。鼻鼾为中风昏仆。

闻咳嗽 咳声重浊，为外感风寒，内有痰湿。咳声连续，阵发不止（顿咳），常见于小儿百日咳。

闻嗳气 嗳气无酸味为胃弱不和，嗳腐吞酸为宿食不化。

闻呃逆 气噎结，格格连声，声音有力，呃声快而数多为实证；声音低落不能上达于喉，呃声慢而数少为虚证；半时方呃一声，断续不接，为旧病正虚。

闻腹声 肠鸣为肠寒不能分别清浊，痰饮，水走肠间。失气（矢气）为肠有燥矢，热病腑实。

闻病体 腐臭为传染病、瘟疫病气熏蒸，臭气触人。痰臭为肺痈，涕臭为鼻渊，脑漏。口臭为胃腑有热，宿食则酸臭，牙疳则腐臭。腥臭，大出血后，可闻到血腥气。

闻大便 腥臭为肠汗证。恶臭为肠中积热。屁臭为宿食停滞，消化不良。

【知识小百科】

肺痈：表现为骤起发热，咳嗽，胸痛，咯腥臭脓血痰的疾病。

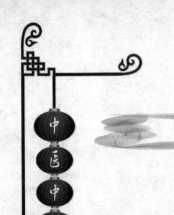

三、问诊

问诊是询问病人及其家属，了解自觉证状，疾病的演变经过，生活习惯，现有证象及其病史，为辨证现有病征提供更多的依据。

问诊时应严肃和蔼，耐心细致，结合病情有次序、有重点地问，不能按主观想象去套问。要注意病人的精神状态是否正常，有无神经错乱等情况，否则将影响其正确性。

问诊范围很广，明·张景岳《景岳全书》列十问：一问寒热二问汗，三问疼痛四问便，五问呕眩六问悸，七苦八渴俱当辨，九问旧病十问因，病机全从证象验。妇人尤必问经期，先后闭崩宜问遍，再添片语告儿科，外感食积为常见。

问寒热　恶寒、发热是病人常有的自觉症状，均为卫气病变。

恶寒，或外寒相侵，卫阳被郁。或自身阳虚，卫阳不固。外寒基本病理为：外感风寒→毛窍收缩→卫阳被郁→不能出表而恶寒，郁结于里而发热。多呈经遂痉挛，疼痛、气喘、吐泻、尿闭。自身阳虚基本病理为：少阴阳虚→卫阳虚损→固护无权→畏寒怯冷。

发热或气郁而化之实热，阴不制阳之虚热。或营卫不和，阳气下陷，血虚阳浮，阴盛格阳之假热。

早晨发热多属气虚，虚损。下午热重，为湿温、伏暑、阴虚。日哺潮热为阳明热结。隔日或三日一发，为间日疟、三阴疟。寒热往来为少阴证，疟疾。只热不寒为瘴疟、阳明热证。只寒不热为阳虚。发热恶寒外外感表邪。骨蒸劳热为虚劳、阴虚。五心烦热为阴虚火旺。四肢寒凉为阴寒

【知识小百科】

湿温：感受湿热病邪引致温病。伏暑：深秋至冬月之病。

甚、热深厥深（真热假寒）。胸腑灼热为里有积热。

问汗 少阳三焦，是津气升降之出路，汗的有无，与津气升降出入和盈虚通滞有关，反映水津不通与外泄两类病变。

自汗为阳虚，表虚。盗汗为阴虚。微汗为表虚，表证欲解。大汗为阳明经热，过服汗剂。冷汗为阳气衰微。热汗为阳气亢盛。战慄后出汗（战汗），汗后神清脉静为顺，神昏烦躁脉大为逆。汗出如珠粘手（汗出如油）为大汗亡阳，虚脱。汗出染衣如柏汁为黄汗病，历风节。头部出汗为表虚，胃热，湿热上蒸，阳气上越。半身有汗为中风偏枯。手足出汗为阳明里实，湿热郁蒸，气虚。

问头痛、头晕 疼痛是常见证象之一，实证是因经隧挛急，气血津液流通不利；虚证是因气血津液亏损，经脉失去阳气之温，津血之濡，挛急而痛。

上午头痛为气虚阳虚。午后头痛为血虚阴虚。痛无休止为外感，邪气实。时痛时止为内伤，元虚。头痛如裹为湿邪上蒙。头痛畏风为风邪，头风病。劳累痛剧为气虚不足。头晕目眩为阴亏，风热，风寒，痰饮，血虚，肝阳。偏侧痛为少阳经。前额连眉棱为阳明经。后头连项痛为太阳经。全头作痛为外感邪侵三阳经。

问饮食 口渴，嗜饮为消渴，热病。不欲饮为湿邪内郁，阴亏，蓄血，停饮。喜冷饮为里热证。喜热饮为里寒证，里有痰湿。

食欲 嗳气不思食为肠胃有滞。饥而不欲食则心中有嘈，为痰火内闭。多食易饥为中消，胃火。食入胀闷为气滞，食阻，鼓胀。嗜食异物为虫积。

问呕吐 呕吐病理为脾运障碍，津气逆乱，经隧挛急。病位在胃，却与心、肺、肝、肾有关。因津气运行关系肺、脾、肝、肾，经隧挛急关系心、肝。

吐酸味为食滞，肝邪犯胃，胃气不能顺降上道。吐痰水为停水，停饮。吐苦水为肝胆气逆。吐后思饮为停饮已消，吐后伤津。食后即吐为胃中热实，胃火，噎膈。朝食暮吐为胃反，胃中虚寒。

问咳喘 咳喘不得卧，暴病为肺胀，水饮内停。久病有汗，多为肺气欲绝，胃气不纳。咳嗽胸痛为肺痈，悬饮，肝邪犯肺。

问胸腹 胸胁痛为肝郁，肝火，痰饮，气滞血瘀。胸胁闷为少阳病，肝郁气滞。

心悸怔冲 动则益甚为心阴不足，时作时止为水气凌心。心慌为心气虚。心中懊　，自觉闷乱不宁为虚热。心烦为里热。

胃脘　痞闷作痛、吞酸嗳腐为食积，胃痛。攻刺胀痛为气滞。得食痛缓，喜按为虚，喜热为寒。得食痛剧，拒按为实，喜寒为热。

腹部胀满　拒按喜冷便秘为阳明燥实，喜按喜暖或见便溏为脾虚失运。跳痛多为内痈。小腹痛为疝气，肝经病，妇女痛经。绕脐痛为阳明腑实，虫痛，虚寒。里急后重为痢疾，气虚脱肛。肠鸣腹痛为水湿，肠内有寒。脘腹胀满为水肿，气鼓，血鼓。

【知识小百科】

气鼓、血鼓：气鼓，气机郁滞所致鼓胀或气虚所致全身肿胀。血鼓，瘀血内停，因循日久所致的鼓胀证。

腰部沉痛多为寒湿。痠痛多为肾虚。刺痛多因闪挫有瘀血。动则痛减多因气滞，血流不畅。

问精神状态　昏睡为热犯神明。失眠健忘为心肾不交，心血不足，思虑过度，心脾耗损，肝肾阴虚。嗜卧欲寐为少阴病，心肾衰落，邪退欲愈。

精神失常　癫则语言颠倒，歌哭无常，终年不愈。狂则骂詈不避亲疏，登高逾垣，力大倍常。痫则卒然昏倒，手足抽搐，吐白沫，醒后如常。脏躁则喜悲欲哭，躁扰不宁，但神识尚清。

问二便

大便失常　便秘属于脾系病变，以大便干燥为其特征。形成机理：一是水津亏损，二是水津不布，三是传导无力。

身热口臭，腹满尿赤为热。喜热怕冷，唇淡脉迟为寒。胸胁痞满噫气为气滞。气短汗出头晕为虚。遍身虚痒脉浮为风。烦热夜甚，盗汗，口干不渴为血枯，口干舌燥，便下不畅为津少。

便泄为脾系病变，大便稀溏，次数增多。为脾运障碍，肠内水分增多所致。腹痛即泄，粪色黄褐，小便短赤为热泄。腹痛缠绵，便泄清稀为寒泄。食少胸闷，苔腻脉濡为湿泄。五更泄为肾阳许虚。便泄里急后重，下痢赤白为痢疾。

血便　先血后便，下血鲜红，血下四溅如喷射状为肠风。先血后便，下血污浊，肛门肿痛为脏毒（近血）。先便后血，血色暗淡，神疲，面色无华为脾不统血（远血）。

完谷不化为脾肾虚寒。粪如羊屎为噎膈晚期，津枯液涸。

小便异常　常见尿量异常、尿质异常、排尿异常三类证象。

肾系经隧由肝系之膜构成，水液失调，与尿路痉挛、松弛、受压关系密切。少阳三焦将肾系与其余四脏连为一体，是水津升降出入之路。五脏协调，水液才能在三焦运行不息，通调无滞。五脏失调，皆可致水津通调失度。水津随其卫气升降出入，卫气发生病变，出现气虚、气滞、气陷，肾系血瘀、血溢，液结成石，阻塞尿路。精壅精室，压迫尿路或尿路痉挛，妨碍尿液下行。尿路松弛，肾关失健，皆可致小便失调。癃闭即小便不通。为下焦热结，三焦气化失常。小便难多因热盛伤津。涩痛则为淋病之征。尿液浑浊为膀胱湿热所致。尿不禁则为气虚，中风脱证。遗溺因脬气不固，膀胱虚冷，肾阳虚。小便次数多量少为气虚，饮多尿多或饮少尿多为消渴。血尿涩痛者为血淋，不痛为尿血。

【知识小百科】

肠风：风热或湿热蕴积肠胃，久而损伤阴络，致大便时出血。

问经、带

月经　经期超前多属血热。退后多属血滞或血虚。前后无定期为脾虚，气郁，血瘀。血量过多为血热或气虚不摄。涩少多因血虚，血瘀，痰阻。凝结成块多为血瘀气滞。血色鲜红为热。色淡为气虚，痰阻。紫黯多为血瘀气滞。

带下　色，白带多属脾虚或肝郁。黄带多属湿热。青带多因杠经湿热下注。赤白带多因湿热流连。质，腥稀多属寒湿，稠臭多属湿热。

四、切诊

切诊包括切脉和触诊两部分。

知识小百科：

脉的多种含义：指脉管，也称血脉、血府，为气血运行通道。指脉象、脉搏，可“按其脉，知其病”。指诊脉法。指螺、纹、鼓、角、脉中之脉诸疾病名。

医者以自己正常的呼吸来衡量患者脉跳的迟、数，通过指下的感觉来触知脉象的状态，叫切诊，也称诊脉。

脉诊：心脏的有规律跳动，使与其相通的脉管产生规律搏动，为脉搏。中医通过触摸脉搏跳动，了解全身气血盛衰，诊断疾病。

切脉时应注意患者的身形高矮、肥瘦、老少和性别。胖人脉多沉，瘦人脉多浮，小儿每息脉跳较成人为快。

医者以自己的手指，触摸患者的头面、皮肤、四肢、胸腹、腰背等处的温度、润涩、积聚、痞块、肿胀和疼痛反应等情况，叫触诊。

触诊皮肤温度时，应注意室内温度。触诊胸腹时，应注意患者的体位及情绪，不可令其紧张。

正常脉象是寸、关、尺三部都有脉在搏动，不浮不沉，不迟不数，从容和缓，柔和有力，流利均匀，节律一致，一息搏动 4~5 次，称为平脉。

【知识小百科】

触诊：触诊包括胸腹、四肢、皮肤等部位，但在临床上尤以胸腹诊的意义最为重要。

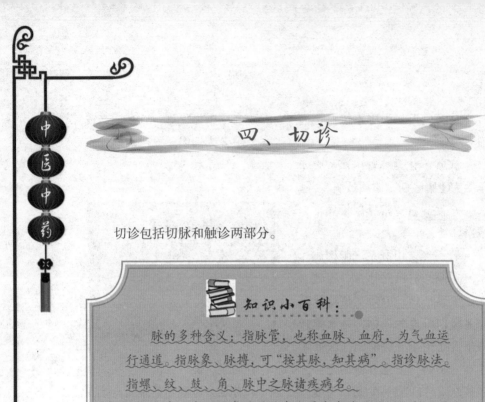

【知识小百科】

寸、关、尺：“寸口”脉分成三部的名称，桡骨茎突处为关，关之前（腕端）为寸，关之后（肘端）为尺。寸、关、尺三部的脉动，分别称为“寸脉”，“关脉”、“尺脉”。

常见脉象病理

浮脉　风寒束表，卫气为御邪侵。充于肌表，脉随气浮于外。轻按即得，为浮脉。

沉脉　病在脏腑，脉位深藏。举之不足，按之有余为沉脉。有力为实，无力为虚。

迟脉　阴盛阳衰，心功减退。搏动迟缓，一息三至。去来极慢为迟脉。阴盛为寒，阳衰为虚。

数脉　表卫闭郁，气郁化热，气血两播，心动亢进，一息六至，多于常脉为数脉。心气虚衰，搏动无力，每次输出血量不足，心动过速为虚数。

细脉　气虚输出量少致气血两虚，阴虚偏甚。脉失血充致血虚，脉细如线为细脉。

微脉　阳气衰微，气血俱虚，脉细而软，按之欲绝，若有若无为微脉。

弱脉　气血两虚致气虚无法鼓动血行，血虚无法充盈于脉，极软沉细，按之乃得，轻取难寻，为弱脉。

实脉　三焦实热或腑气不通致心动亢进，搏指有力，为实脉。

洪脉　气郁化热，气分热盛致心功能亢进，按之洪大有力，为洪脉。如大而虚，按之无力说明壮火食气，心气已虚。

弦脉　肝肾阴虚致水津亏损，脉失津濡致络紧张，脉象端直而长。少阴阳虚，气化失常致水停三焦，充于脉内及其夹层致脉络为之紧张。肝胆气郁致脉为气束，不能舒张，触之如按琴弦为弦脉。

紧脉　风寒束表致脉络收引，脉形如索，轻按即得为浮紧。寒中三阴致脉络收引，脉形如索，重按方可触到为沉紧。

滑脉　痰食妊娠，停阻经隧致所阻部位脉络紧张，血流受阻，聚集如珠，流于脉内，往来流利，如盘走珠，出之感觉圆滑，为滑脉。

涩脉　气滞、血瘀、痰凝致脉络传导受阻，微挛致血流不畅，按脉如轻刀刮竹，为涩脉。

濡脉 水湿阻滞致脉因受湿而弛，按之无力，如帛浸水中，轻触即觉，按之无有，为濡脉。气血阴阳亏损，生化无源致脉无血充也呈濡脉。

芤脉 突然大量失血致脉失血充，形如葱管，按之中空，为芤脉。

结脉 心系阴阳亏损致脉络痉挛，传导阻滞致脉律不匀，时有止歇为结脉。迟止定期为代脉。

【知识小百科】

脉象：脉动应指的形象。包括频率、节律、充盈度、通畅情况、波动幅度、动势和缓等。较常用的有“28脉”。

气血津液与脉象

不同脉象的变化反映了心力强弱、脉络弛张、气血津液虚滞三个方面的变化。气血津液都需五脏协同合作才能完成其生化输泄，其虚滞反映着五脏功能的盛衰，从而反映于脉，形成不同的脉象。

心脏搏动与脉象起伏，均为肝系膜络交替收缩舒张所致。无力脉象常呈迟细微弱脉。血络松弛脉呈濡、缓，紧张呈弦紧，痉挛呈结代。

脉的浮沉迟数，有力无力，均与气虚、气滞有关。气郁致脉传导阻滞，脉涩。气郁致脉络不舒，脉弦。脉象无力乃心气不足，心气不足由脾肾化气功能衰退所致。风寒束表，毛窍收缩，脉络紧张，卫气充盛于表，脉随气浮，呈轻按即得的浮紧脉。卫气因寒，内归脏腑，呈沉紧脉。久病气虚，脉伏于里，呈沉弱脉。阳气虚衰，无力助心行血，脉呈迟缓微弱。风寒束表或风热犯肺，气郁化热，心阳亢进，脉呈洪大有力而数。

血虚则脉逐渐变细，呈细弱。突然大量失血致脉无血充，按之有中空之感，为芤脉。血滞、血瘀，脉传导受阻，微呈挛急，呈涩脉。

肝肾阴虚，血中津少，脉失液充，脉细。营阴亏损之脉呈细数且与香红少苔并见。脉失津濡致脉络紧张，呈弦脉。脾肾阳虚，气化失常，水饮内停，血中津多，舌体淡胖，水停脉管夹层而使脉络紧张，亦呈弦脉。

脉象为心力强弱，脉络弛张，气血津液虚滞的综合反映。心脏、脉络气血津液发生病变，又与五脏发生病理改变有关，故切脉可察五脏盛衰。

青少年应该知道的

中医中药

第六章

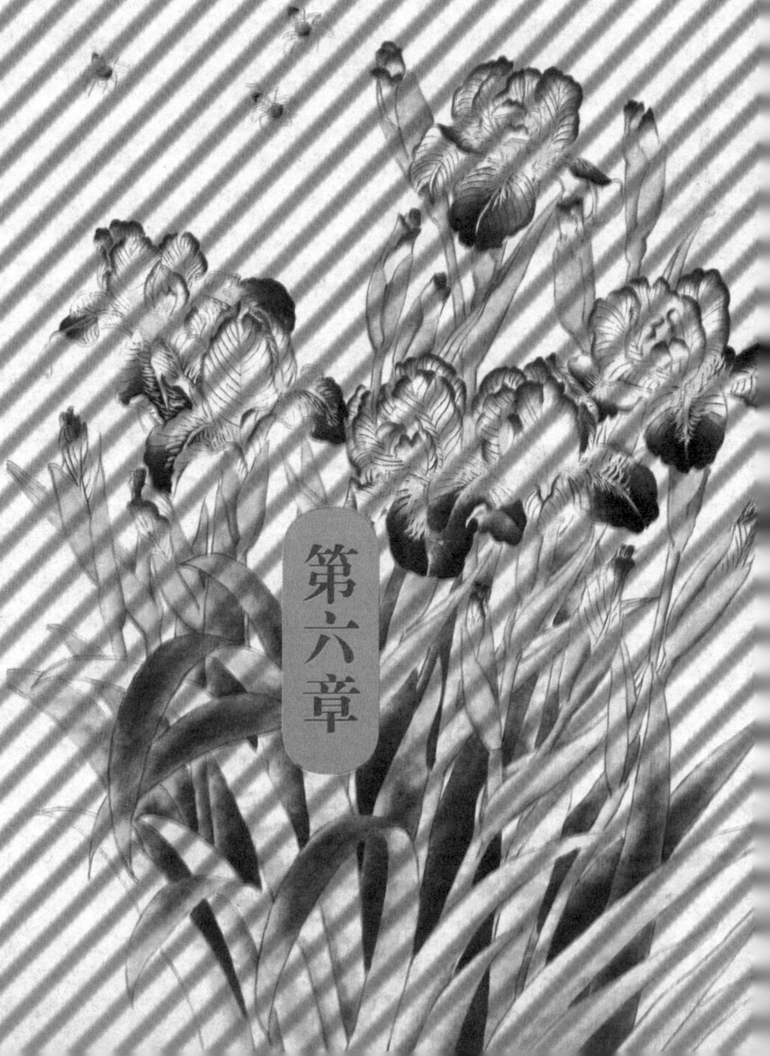

第六章　辨证

一、辨证概说

辨证，就是分析、辨认疾病证候，按照脏腑、经络、气血津液、病因理论，对通过四诊所搜集的症状、体征等进行综合判断，辨明机体与环境之间，脏腑、经络、气血津液之间关系紊乱的综合表现，各种病变间的关系，作出正确的诊断。

辨证和论治，是中医理、法、方、药在临床上具体而重要的两个环节，两者相互联系，不可分割。辨证是认识疾病，论治是针对病证采取相应的治疗手段和方法。辨证是治疗的前提和依据，论治是辨证的目的和检验辨证正确与否的标准。

“症”指头痛、发热、咳嗽、心慌、恶心等单个的症状。

“病”指病名，中医认为疾病是人体阴阳偏盛偏衰的结果，辨证主要依据症状和舌象、脉象等体征，诊断时不一定要确定病名，而是要明确是什么“证”。

“证”包含着病因、病变部位、病变性质、正邪双方力量对比状况，更能说明疾病本质。

【知识小百科】

理、法、方、药：理，根据中医学理论对病变机理作出的准确解释。法，针对病变机理确定的相应治则治法。方，根据治则治法选择的最恰当的方剂或其他治疗措施。药，对方剂中药物君、臣、佐、使配伍及其剂量的最佳选择。

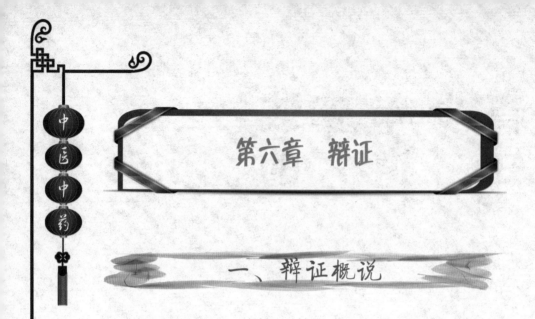

治则

治则指疾病的治疗法则。以整体观念和辨证论治为指导，对临床治疗立法、处方、用药，具有普遍的指导意义。

治病求本 指寻找出疾病的根本原因，并针对根本原因进行治疗。须正确掌握“逆者正治，从者反治”和“急则治标，缓则治本，标本兼治”等原则。

扶正与祛邪 疾病的过程，是正气与邪气相互斗争的过程。因而治疗疾病，就要扶助正气，祛除邪气，改变邪正双方的力量对比，使之有利于疾病向痊愈方向转化。

调整阴阳 疾病的发生，从根本上说是阴阳的相对平衡遭到破坏，出现偏胜偏衰的结果。因此，恢复阴阳的相对平衡，促进阴平阳秘，乃是临床治疗的根本法则之一。

调整脏腑功能 人体是一个有机的整体，脏与脏，腑与腑，脏与腑之间在生理上相互协调、相互促进，在病理上则相互影响。因此，注意调整各脏腑之间的关系，使其功能协调，才能收到较好的治疗效果。

调理气血关系 气血是各脏腑及其它组织功能活动的主要物质基础，气血各有其功能，又相互为用。调理气血是以“有余泻之，不足补之”为原则，使它们的关系恢复协调。

因时、因地、因人制宜 疾病的发生、发展和转归，受时令气候、地理环境、个体体质因素影响，须全面考虑。

【知识小百科】

扶正祛邪：扶正，使用益气、养血、滋阴、壮阳等不同的扶正药物或其他方法，以增强体质，提高抗病能力。祛邪，使用发表、攻下、清解、消导等方法，祛除体内邪气，达到邪去正复的目的。

诊断

诊断，也叫诊病，对患者所患疾病给以符合病情，切中病机的恰当病名和证名。诊断包括证候诊断和疾病诊断两部分。

诊断基本原则

整体审察 要考虑整个人体(内)与自然环境(外)，或称“审察内外”。

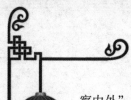

诊法合参 必须望、闻、问、切四诊并用。

病证结合 诊断要明确所患疾病及所属证候，把辨病与辨证结合起来。通过辨别病证，认识疾病的本质，辨证求因。

证候诊断辨证方法

询问病史 一般疾病，都有感受冷热、饮食不节、情志受伤等病史，应根据情况首先询问。

审证求因 从症状特点、性质出发探求发生的原因。须重视引起现在表现的原因，对疾病的发生发展起重要的作用原始致病因素。如痰湿阻肺证的病因是“痰湿”，属非原始致病因素，其原始致病因素可能是外感风寒或暴伤饮冷。

确定病位 辨别病变的主要部位。外感病多与表里、六经、卫气营血、三焦和脏腑相关，杂病多与脏腑、经脉、气血、阴阳相关。

审察病机 审察明确病机的变化需根据脉症的变化。

分清病性 根据八纲辨证理论，辨别疾病的寒热虚实。如口渴喜冷饮，尿赤便结，烦躁脉数为热。口淡不渴或喜热饮，尿清便溏，脉迟为寒。

详析病势 病势是病机转变发展的趋势。须据脉症变化加以分析。若阳证脉势减缓，表明邪气渐退，为病将愈。

【知识小百科】

证候：包括症状和体征。单一的症状和体征构不成一个完整的证候，同一个证候可以由不同的症状和体征构成。疾病的病因和病理共同构成证候的本质。

确定证名 综合病因、病位、病机因素确定。

证候诊断辨证要点

1、望、闻、问、切详细准确，四诊合参。

2、掌握主症即疾病的中心环节，以主症为中心，结合他症、脉、舌鉴别病因，辨清证候。

3、疾病会因时而变，因治而变。病证未变，辨证的结果不变。病证已变，辨证结果亦应改变。

4、个别症状，有时是辨证的关键，但必须求得足以真正指示疾病本质的症、舌、脉，诊断才能正确。

辨证的综合运用

外感病采用病因辨证中六淫与疫疠辨证、六经辨证、卫气营血辨证和三焦辨证。杂病采用气血津液辨证、经络辨证，脏腑辨证和病因辨证的一部分辨证。位症状有关者，应与经络辨证相结合。还须与病因辨证结合。

疾病诊断

疾病诊断也称辨病，即对病人作出相应的诊断，确定病名。

定名　应根据常用的规范病名下诊断，不得随意杜撰。

依据　病史和证见的特点。如痢疾以下利赤白，里急后重等为主要特征，全身症状或有或无，由饮食不洁引起，病变好发于夏秋季节，病程较急。

鉴别诊断　根据疾病特点、病因、病机辨别。如神志异常病，癫病沉默痴呆，语无伦次，静而多喜；狂病躁妄打骂，喧扰不宁，动而多怒；痫病猝然昏倒，不处人事，四肢抽搐，口吐涎沫，口中如作猪羊叫声。

辨病与辨证的关系

证是证候，是疾病发展阶段病因、病位、病性、病机、病势、邪正斗争强弱诸方面的病理概括。病是人体在一定条件下，由致病因素引起的一种以正邪相争为基本形式的病理过程。一个病可以有不同的证，同样相同的证亦可见于不同的病中，因此治疗上也就有“同病异证”、“异病同证”之法。如感冒有风寒证和风热证的不同，二证须用不同的治法。

辨证须综合四诊检查情况，考虑内外致病因素及病位，全面具体地判断特殊性质和主要矛盾。辨病则是按照辨证所得，鉴别比较，得出结论，又反过来指导辨证。辨证——辨病——辨证，是一个诊断疾病不断深化的过程。

各种辨证方法，可以相互联系，互相补充。病因辨证着重从病因角度辨别，是外感病辨证的基础。脏腑辨证用于杂病，是各种辩证的基础。六经、卫气营血和三焦辨证，用于外感热患病。经络辨证与气血津液辨证，与脏腑辨证密切相关，相互补充。

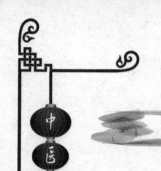

二、八纲辨证

八纲辨证，是将四诊得来的资料，根据人体正气的盛衰、病邪性质，疾病所在部位深浅情况，综合、分析归纳为阴、阳、表、里、寒、热、虚、实八类证候。八纲是中医分析疾病共性的辨证方法，各种辨证的总纲。各科辨证是在八纲辨证的基础上的深化细化。

阴阳、寒热、表里、虚实八类证候，表证、热证、实证属于阳证范畴，里证、寒证、虚证统属于阴证范畴，阴阳两证是概括其他六证的总纲。

八类证候彼此错杂，互为交叉，证见复杂。在一定条件下，疾病的表里病位和虚实寒热性质常常发生不同程度的转化，进行八纲辨证时不仅要熟悉八纲证候的各自特点，同时还应注意它们之间的相互联系。

【知识小百科】

辨证和论治的关系：辨证和论治，是中医理、法、方、药在临床上具体应用的两个环节。辨证是认识疾病，论治是针对病证采取的治疗方法。辨证是治疗的前提依据，论治是辨证的目的，检验辨证正确与否的客观标准。

八纲间的相互关系

相兼关系　两个纲以上的症状同时出现。相兼证的出现，有主次和从属关系，如表寒、表热证都是以表证为主，寒或热从属于表证，治疗当以解表为主，分别用辛温解表或辛凉解表。虚寒、虚热证都是以虚证为主，寒或热也从属于虚证，治疗时当以补虚为主，分别用补阳或滋阴的方法。

夹杂关系　同时出现性质互相对立的两纲症状，如寒热夹杂、虚实夹杂、表里夹杂（表里同病）。还会出现真热假寒真寒假热等假象。辨证过程中，应全面分析，去伪存真，抓住本质。

转化关系　某一纲的症状向其对立的一方转化。表里、寒热、虚实、阴阳之间既是相互对立的，又可在一定条件下相互转化。如外感风寒见恶寒发热、头痛等表寒证，病情发展或治疗不当，病邪可由表入里，病变性质可由寒转热，最后由表寒证转化为里热证。转化在一定条件下才能发生，须随时审察病机转变，分清病变性质，对症治疗，避免疾病向恶化方向发展，促进疾病向痊愈方向转化。

阴阳与阳证

阴阳能概括整个病情，统领表里、寒热、虚实三对纲领，有“二纲六要”之说。

病在里、在血，属寒。正气不足，机体反应衰退者为阴证。表现为精神萎靡、面色苍白、畏寒肢冷、气短声低、口不渴、便溏、尿清、舌淡苔白、脉沉迟微弱。

病因病机　年老体弱，内伤久病，外邪内传脏腑致正气衰弱，阳虚阴盛。

病在表、在气，属实，属热。正气未伤，机体反应呈亢盛的，皆为阳证。表现为心情烦躁、面赤身热、气壮声高、口渴善冷饮、呼吸气粗、腹痛拒按、大便秘结、尿短赤、舌红绛苔黄、脉浮洪或滑数有力。

病因病机　邪气入侵，邪盛正气强，正邪激争。

【知识小百科】

病因、病机：病因，指破坏人体相对平衡状态而引起疾病的原因，包括六淫、疠气等外因，七情等内因，饮食不节、劳逸损伤、外伤、寄生虫等非内外因。病机，指疾病发生、发展及其变化的机理，又称病理，包括病因、病性、证候、脏腑气血虚实的变化及其机理。

阴虚与阳虚

阴虚与阳虚是人体脏腑阴阳亏损病变所致证候。

阴虚证潮热、盗汗、手足心热、消瘦、口干咽燥、小便短赤、舌红少苔、脉细数无力。病因病机为久病，房室劳倦而致精血、津液亏虚，阴不制阳。

阳虚证神疲乏力、面色苍白、少气懒言、畏寒肢冷、自汗、口淡不渴、大便溏薄、小便清长、舌淡苔白而润、脉虚弱。病因病机为久病、劳伤、大汗、大吐、大泻而致阳气大衰，阳不制阴。

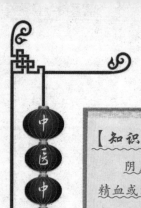

【知识小百科】

阴虚、阳虚：阴虚，精血或津液亏损的病理现象。因精血和津液都属阴，故名。阳虚，阳气虚衰的病理现象，常见胃阳虚、脾阳虚、肾阳虚。

亡阴和亡阳

亡阴和亡阳多属疾病中的危重证候。高热大汗、剧烈吐泻、失血过多等阴液迅速丧失情况下易现亡阴，表现为汗出而黏，呼吸短促，手足温，躁动不安，渴喜冷饮，面色潮红，舌红而干，脉数无力。邪毒炽盛，内脏病变严重耗损体内阳气，大汗、大吐、大泻、大出血，可致亡阳，表现为冷汗如珠，面色灰白，呼吸气微，畏寒肢冷，精神萎靡，舌淡苔润，脉细微欲绝。

【知识小百科】

亡阳、亡阴：亡阳，机体阳气发生突然性脱失致全身机能突然衰竭。亡阴，机体阴液大量消耗丢失致全身机能严重衰竭。

表里

表里　为辨别病变部位深浅、病情轻重之两纲。病在皮毛、肌腠、经络者称表证，病情较轻。病在五脏六腑、血脉、骨髓者称里证，病情较重。

表证　六淫之邪自皮毛、口鼻侵入人体，病在肌肤、经络部位。起病急，病程短，病位浅。发热、恶风寒、身痛、头痛、苔薄白、脉浮为主，兼见咳嗽鼻寒。

病因病机　六淫之邪客于皮毛肌表，阻遏卫气宣发，郁而发热，阳不能温煦肌肤，恶寒。肺主皮毛，开窍于鼻，皮毛口鼻受邪，肺气宣降不利则鼻塞、咳嗽。邪气郁于经络，气血流行不畅，则头痛身痛。正邪交争于表则脉浮、舌苔薄白。

表证分型

表寒　风寒外袭，正邪相争于肌表。恶寒重，头痛身痛明显，舌苔薄白而润、脉浮紧。

表热　风热之邪侵犯肺卫。恶寒轻，发热，咽红痛，舌苔薄白黄，口渴，舌质偏红，脉浮数。

表虚　风邪侵犯肌表，卫外功能不固。恶风甚，汗出，脉浮缓。

表实　风寒外袭，正邪交争，卫阳紧固腠理。恶寒重，无汗，头身痛，脉浮紧。

里证 外邪由表入里，或直中于里，内伤七情、饮食、劳倦等所致。病在脏腑、气血、骨髓。病程长，病位深。证见不恶风寒、脉不浮，舌质、舌苔多变化。

病因病机 一为表邪入里而成里证，二为表邪直中脏腑，三为情志内伤、饮食、劳倦致脏腑功能失调。

里证分型

里寒 外寒传里或阳气不足。证见畏寒喜暖，四肢不温，口不渴，恶心呕吐，腹痛泄泻，小便清长，苔白滑，脉沉迟。

里热 外邪入里化热，热邪直中脏腑，五志化火。证见恶热，高热，口渴烦躁，汗出，大便秘结、小便短赤，苔黄燥，脉洪数或沉数。

里虚 脏腑阴阳气血不足，功能减退。证见神疲懒言，声低气怯，食少纳呆，腹痛喜按，头昏心悸，大便溏，舌质淡、苔白，脉沉弱。

里实 外邪入里，结于胃肠，或脏腑功能失调。证见腹胀痛，拒按、大便秘结、小便黄赤，手足心汗出，舌苔厚燥焦黑，脉沉实。

表证与里证的关系

里证出表 病邪自里透达于肌表（由里出表）。里证内热证见烦躁，咳逆胸闷，至发热汗出、烦躁减轻。或见斑疹透露。

【知识小百科】

表证里证：表证，病位在肌肤表层的症状。一般指外感初期，起病急，病程短。里证，病位深在脏器，非表证的一切症候。

表证入里 机体抗病能力低下或邪气太盛，或疗护失当所致。本发热恶寒，反恶热，烦渴多饮，舌红苔黄，尿赤，由表入里转为里热证。

表里同病 疾病同时出现表证和里证。病初多见。或因表证未去，又涉及里。或表病未解又兼他病。如先外感，又伤饮食。或先病内伤，又受外感。

半表半里证 邪正交争，邪不能入里，正气不能驱邪外出于表，邪处表里之间。证见往来寒热，口苦咽干，目眩，胸胁苦满，心烦喜呕、不欲饮食，脉弦。

寒热

寒热为辨别疾病性质之两纲。寒证为阳气不足或感受寒邪所致，热证为阳气偏盛或感受热邪所致。“阳胜则热，阴胜则寒”，治疗上，“寒者热之，热者寒之”。

寒证 感受寒邪，或阳虚阴盛，机能衰减所表现的证候。证见恶寒喜暖，口淡不渴，面色苍白，小便清长、大便稀溏，舌质淡、苍白而滑润，脉迟。病因病机：感受寒邪，或因阳气不足，皆能致人体温煦不足，故现恶寒、面白、喜暖。阴盛于内，津液不伤则口淡不渴。阳虚不能温化小液，故小便清长，大便溏薄。阳气不足，寒湿内生，必见舌淡苔白而润。阳虚气弱，血脉则鼓动无力，脉迟。

热证 感受热邪，或阳盛阴衰，致机能活动亢进。证见发热喜凉，口渴饮冷，面红目赤，大便燥结，舌红苔黄而干，脉数。病因病机：外感火热之邪，七情郁火，饮食积热，房室劳倦，阴精受损，导致阴虚阳亢。阳热偏盛，身热喜冷。火热伤阴，津液被耗，口渴饮冷，小便短赤。大肠津液不足，大便燥结。阳热亢盛，血流加速，脉数。

寒证与热证的关系

寒热错杂 寒热证并见。常见者上热下寒，上寒下热，表寒里热，表热里寒。

上热下寒 阳盛于上，阴盛于下。上热证见胸中烦热，频频欲吐。下寒证见腹痛喜按、大便稀薄。

上寒下热 阴盛于上，阳盛于下。上寒证见胃脘冷痛、呕吐清稀。下热证见小便短赤、大便燥结。

表寒里热 外为寒邪所侵，表未解而邪入里化热。或内本有热复感寒邪。表寒证见恶寒，发热，无汗，身痛。里热证见气喘，烦躁，口渴饮冷，尿赤便秘。

表热里寒 外感风热而内伤生冷，或脾胃虚寒外受风热所致。

【知识小百科】

畏寒恶寒：恶寒，患者本身有寒冷的感觉，虽覆加衣物和被子或靠近火源仍觉寒冷。畏寒，自觉身体怕冷，但添加衣被或靠近火源寒冷感觉即缓解。

表热证见发热，头痛，咽喉肿痛。里寒证见小便清长、大便溏薄，畏寒肢冷。

寒热转化 先寒证，后转热证，寒证渐退。或先热证，后转寒证，热证渐退。取决于正邪双方之盛衰，寒转热者，皆邪盛而正气尚充，阳气旺盛，从阳化热。感受寒邪，开始恶寒、发热、身痛、无汗、苔白、脉浮紧，为表寒证。寒邪入里化热，恶寒症状消退，现心烦口渴、苔黄、脉数症，证候已由表寒转为里热。热转寒者，多邪热伤正，正不胜邪，阳气衰败所致。高热者，大汗不止，阳从汗泄，吐泻频频，阳随津脱，证见四肢厥冷、面色苍白、脉转沉迟，热证转为寒证。

寒热真假

疾病危重阶段，出现征象与本质不同现象，热证见寒象，寒证见热象。

真热假寒 阳热内郁，不能外达，格阴于外。证见面色晦滞，但目光炯炯有神；唇红焦燥，神昏时常烦躁，扬手掷足，气血息热，声音响亮，口气臭秽，排泄物臭秽气味；口渴饮冷，身寒反不欲衣，小便短赤，大便秘结，脉沉按之有力，手足冷而胸腹灼手，舌红绛，苔焦黄黑，干燥起刺。

真寒假热 阴盛于内，格阳于外。证见身热，面红、口渴、脉大等类似热证，但其热而欲加衣被，面红而肢冷，口渴而喜热饮，且饮不多、脉大而无力，伴有小便清长，大便稀溏，舌淡苔白等。

【知识小百科】

潮热：又称阳明潮热。常见日晡（申时，下午3~5时）潮热，日晡发热或热甚。

虚实

虚实辨证，乃分辨邪正盛衰之两纲。“邪气盛则实，精气夺则虚”，机体功能衰退、低下、不足，维持生理活动物质缺损所引致证候，为虚证。邪气盛而正虚不明显，为实证。

虚证 多见于久病、重病后，或素体虚弱，后天失调，正气不足，现脏腑、气血、阴阳亏损证候。证见精神萎靡，面色苍白，身倦乏力，形寒肢冷，气短或五心烦热，自汗，盗汗，大便溏泄，小便频数或不禁，舌淡少苔，脉细弱。病因病机：先天禀赋不足或后天失养所致。饮食失调，脾胃受损。七情劳倦，内伤脏腑。

久病损伤正气。以后天致虚多见。阳气虚，不温不固，面色苍白，形寒肢冷，神疲乏力，气短自汗，二便失调。阴血不足以制阳，致阴虚而生内热，五心烦热，盗汗。气血两虚，气不足以鼓脉行，血不足以充脉道，脉细弱。舌淡苔少，源于气血津液亏虚，不能濡养于舌。

虚寒 证见畏寒肢冷，腹痛喜按，精神不振，小便清长、大便溏薄，少气乏力，舌淡苔白润，脉微。病机：阳气虚衰，温化无权。

虚热 证见潮热盗汗，消瘦、五心烦热、血燥咽干，舌红少苔，脉细数。病机：阴液亏耗，虚热内生。

实证

外邪侵入，邪气亢盛，正气未至亏损程度，邪正激烈相争或

【知识小百科】

自汗盗汗：自汗，日间常汗出，稍动即甚者，多为气虚、阳虚证。盗汗，入睡时汗出，醒则汗止者，属阴虚证。

内脏功能失调，代谢障碍，痰饮、水湿、瘀血停留于体内。证见发热，腹胀痛拒按，胸闷，烦躁，甚至神昏谵语，呼吸喘促，痰涎壅盛，大便秘结、小便不利，脉实有力，舌苔厚腻。病因病机：邪气过盛，正与邪争，甚则发热，热扰神明浊邪蒙蔽心窍，皆可令人神昏、烦躁、谵语。邪阻于肺，宣降失常而胸闷喘促。痰湿重者，痰涎多而声漉漉。实邪积于胃肠，传导失调，腹胀满，痛而拒按，大便秘结。水湿内停，气化不行，致小便不利。正邪交争，搏击于脉，则脉实有力。湿浊蕴结，内蒸于舌，苔见厚腻。

热邪炽盛为实热。证见壮热烦渴，神昏谵语，腹胀满痛拒按，尿赤、大便干燥，苔黄厚而干，脉洪数滑实。寒邪过盛，阳气被遏为实寒。证见肢冷恶寒，腹痛拒按，大便秘结，痰多喘咳，苔白厚腻，脉沉伏或弦紧有力。

虚证与实证的关系

虚实夹杂

表虚里实 素体卫阳不足，感受外邪复又伤食。表虚证见汗出，恶风。里实证见腹胀满痛拒按，大便秘结，苔黄厚。

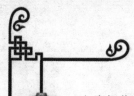

表实里虚 表邪未解、里气已虚。素体脾胃气虚而受外感。表实证见发热，恶寒，无汗。里虚证见神倦，肢疲，纳呆或食后腹胀痛，喜按。

上实下虚 痰浊壅肺、肾虚不纳。上实证见咳喘、痰涎壅盛，胸闷脘胀，不得平卧。下虚证见腰膝酸痛无力，形寒肢冷，吸气短少，眩晕。

上虚下实 心虚于上，湿热下注。上虚证见心悸，怔忡，失眠。下实证见腹痛，下利脓血，里急后重。

虚中夹实 脾肾阳虚，水湿泛滥。证见膝冷痛，食少便溏，小便不利，面浮足肿，腹大如鼓。

实中夹虚 气血郁结，正气

知识小百科：

实热证与虚热证的鉴别

实热证	虚热证
发病急，病程短	发病缓慢，病程长
高热、怕热大汗出	低热，骨蒸潮热，盗汗
神氏谵语，甚则发狂	五心烦热，失眠多梦
烦渴引饮	口干，但饮不多
咳吐黄稠痰，脓痰、或咳血	痰少，痰粘，或痰带血丝
大便秘结，小便短赤	大便量少，小便黄、量少
面红目赤	两颧绯红
舌红，舌黄厚	舌红，少苔或无苔
脉洪数	脉细数
热邪炽盛	阴液亏耗，虚损内呈
多由热邪引起（如感染）	多由机能亢进所致
治以清热泻火	治以滋阴清热

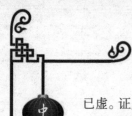

已虚。证见腹胀满痛，肝脾肿大，二便不利，腹露青筋，面晦舌紫，形瘦，纳差，少气乏力，脉细。

虚实转化 多见实证转虚证，实证失治，误治或大汗、大吐、大泻后耗伤气血津液所致。高热，口渴，烦躁，脉洪大等实证者，日久不愈则现形体消瘦，面色萎黄，不思饮食，神疲乏力，脉细弱，气津两虚。虚证转实证，多正气不足，阳气不振致生痰饮、水湿、瘀血诸实邪。

真虚假实 正气大虚，气血不足，运化无力，阴不敛阳。假实证见腹痛胀痛，脉弦或高热，脉洪大。腹满胀痛时而缓解，且不拒按，脉弦而重按无力。真虚证见舌淡或胖嫩。

真实假虚 实邪内结，阳气闭郁。真实证见腹胀满痛，拒按，数日大便不行。假虚证见精神萎靡、脉微弱。

三、病因辩证

六淫、疫疠证候

风、寒、暑、湿、燥、火六种外来邪气致病称为六淫致病，与季节和环境有关，夏季炎热，暑病患者多。久居潮湿之地，感受湿邪者众。六淫属外邪，多经口鼻、皮毛侵入人体，病初常见表证。六淫常相合致病，相互影响或转化。

疫疠又名温病。感染瘟疫病毒引致。通过呼吸道与消化道传染，传染性强，死亡率高。

七情证候 均见于内伤杂病。情志致病特点：喜伤心、怒伤肝、思伤脾、悲伤肺、恐伤肾。由耳目所闻，直接影响脏腑气机，致脏腑功能紊乱，气血不和，阴阳失调。证见怒则气上，恐则气下，惊则气乱，悲则气消，思则气结，

【知识小百科】

疠气：疠气，指具有强烈传染性的疫疠之气病邪，致病特点是发病急聚、病情较重、症状相似、传染性强、易于流行，如疫痢、白喉、天花、霍乱等。疫疠流行，与气候、环境、饮食有关。

【知识小百科】

情志疾病指疾病发生、发展、转归过程中，情志因素起主要作用的精神疾病、心身疾病、心理疾病、神经疾病等。常见情志疾病产生因素包括遗传基因、环境诱因、药物因素、慢性疾病、个性内向、生活习惯。

喜则气缓。性格急躁者，易被怒伤。性格孤僻者，常被忧思所伤。

饮食、劳逸证候

饮食所伤证 饮食伤在胃，证见胃痛，恶闻食臭，食纳不佳，胸膈痞满，吞酸嗳腐，舌苔厚腻，脉滑有力。饮食伤在肠，证见腹痛泄泻。误食毒品，证见恶心呕吐或吐泻交作，腹痛如绞，或头痛、痉挛、昏迷。

劳逸所伤证 过劳者倦怠乏力，嗜卧，懒言，食欲减退。过逸者体胖行动不便，动则喘息，心悸短气，肢软无力。

外伤证候指外受创伤所引起的局部及整体症状。伤及皮肉筋骨，导致气血瘀滞。染毒，毒邪入脏，神明失主，甚至危及生命。包括金刃、跌仆所伤证、虫兽所伤证。

气血津液辩证

气病

气虚证 指脏腑组织机能减退。久病体虚，劳累过度，年老体弱所致。

气陷证 指气虚无力升举而反下陷。气虚证进一步发展，劳累用力过度，损伤某一脏器所致。

气滞证 指人体某一脏腑，某一部位气机阻滞，运行不畅。情志不舒，邪气内阻，阳气虚弱，温运无力导致气机阻滞而成。

【知识小百科】

气滞，气机郁滞，气运不畅所致病理状态。气逆，气上升过度，下降不及，致脏腑之气逆上。

气逆证 指气机升降失常，逆而向上。以肺胃之气上逆和肝气升发太过多见。

血病 血虚证 赋不足，脾胃虚弱，生化乏源，急慢性出血，久病不愈，思虑过度，暗耗阴血，瘀血阻络新血不生，肠寄生虫病所致。

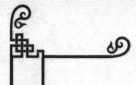

血瘀证 指因瘀血而内阻。形成原因：寒邪凝滞，血液瘀阻。气滞所致血瘀。气虚推动无力，血液瘀滞，外伤等造成血液流溢脉外，不能及时排出和消散所致。

血热证 指脏腑火热炽盛，热迫血分。烦劳，嗜酒，恼怒伤肝，房室过度所致。

血寒证 指局部脉络寒凝气滞，血行不畅。感受寒邪所致

【知识小百科】

心气虚、心血虚：心气虚，临床表现为心慌、易受惊吓、心口憋闷、短气，头晕。心血虚，表现为心悸、健忘、失眠、多梦。

气血同病

气滞血瘀证 指由于气滞不行以致血运障碍，既气滞又血瘀。情志不遂，外邪侵袭，肝气久郁不解所致。

气虚血瘀证 指有气虚之象，兼有血瘀。久病气虚，运血无力而瘀血内停所致。

气血两虚证 指气虚与血虚同时存在。久病不愈，气虚不能生血，虚无以化气所致。

气不摄血证 又称气虚失血证，指因气虚而不能统血，气虚与失血并见。久病气虚，失其摄血之功所致。

气随血脱证 指大出血时所引起阳气虚脱。多由肝、胃、肺等脏器本有宿疾而脉道突然破裂，外伤，妇女崩中，分娩引致。

【知识小百科】

气血失常：气或血的亏损和各自的生理功能异常，气血间互根互用的关系失调。症状表现为气滞血瘀、气不摄血、气随血脱、气血两虚、气血失和、不荣经脉。

津液病辨证

津液不足证 指由于律液亏少，失去其濡润滋养作用所出现的以燥化为特征的征候。燥热灼伤津液，汗、吐、下及失血所致。

水液停聚证 指水液输布，排泄失常致痰饮水肿。外感六淫，内伤脏腑所致。

水肿 指体内水液停聚，泛滥肌肤所引起的面目、四肢、胸腹甚至全身浮肿的病证。水肿性质属实者，为阳水。发病较急。外感风邪，水湿浸淫所致。水肿性质属虚者，为阴水。发病较缓。劳倦内伤，脾肾阳衰，正气虚弱所致。

痰饮 痰证指水液凝结，质地稠厚，停聚于脏腑，经络，组织之间。常由外感六淫，内伤七情，导致脏腑功能失调所致。

饮证 指水饮质地清稀，停滞于脏腑组织之间。脏腑机能衰退所致。

【知识小百科】

津液：津与液的合称，人体的胃液、肠液、唾液、关节液等正常水液，也包括代谢产物中的尿、汗、泪等，是构成人体和维持生命活动的基本物质之一。

脏腑辨证

肝与胆病

肝气郁结证 指肝失疏泄，气机郁滞。多因情志抑郁，突然的精神刺激所致。

肝火上炎证 指肝脏之火上逆。多因情志不遂，肝郁化火，或热邪内犯所致。

肝血虚证 指肝脏血液亏虚。脾肾亏虚，生化之源不足，慢性病耗伤肝血，或失血过多所致。

肝阴虚证 指肝脏阴液亏虚。多由情志不遂，气郁化火，或慢性疾病、温热病等耗伤肝阴引起。

肝阳上亢证 指肝肾阴虚，不能制阳，致使肝阳偏亢。多因情志过极或肝肾阴虚，致使阴不制阳，水不涵木所致。

肝风内动证 指眩晕欲仆，震颤，抽搐等动摇不定症状为主要表现的征候。常见肝阳化风、热极生风、阴虚动风、血虚生风四种。

寒凝肝脉证 指寒邪凝滞肝脉。多因感受寒邪所致。

肝胆湿热证 指湿热蕴结肝胆。感受湿热之邪，偏嗜肥甘厚腻，酿湿生热，脾胃失健，湿邪内生，郁而化热所致。

胆郁痰扰证 指胆失疏泄，痰热内扰。情志不遂，疏泄失职，生痰化火引致。

心与小肠病

心气虚证 指心脏功能减退。禀赋不足，年老体衰。久病劳心过度引致。

心阳虚证 指心脏阳气虚衰。心气虚甚，寒邪伤阳，汗下太过引致。

心阳暴脱证 指阴阳相离，心阳骤越。病情危重，危症险症可致。

心血虚证 指心血不足，不能濡养心脏。心阴虚证指心阴不足，不能濡养心脏。久病耗损阴血，失血过多，阴血生成不足，情志不遂，气火内郁，暗耗阴血引致。

心火亢盛证 指心火炽盛。五志，六淫化火，劳倦，进食辛辣厚味引致。

心脉痹阻证 指心脏脉络痹

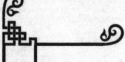

阻不通。常由年高体弱或病久正虚以致瘀阻、痰凝、寒滞、气郁引致。

痰迷心窍证 指痰浊蒙闭心窍。湿浊酿痰，或情志不遂，气郁生痰引致。

痰火扰心证 指痰火扰乱心神。五志化火，灼液成痰，痰火内盛或外感邪热，挟痰内陷心包所致。

小肠实热证 指小肠里热炽盛。心热下移所致。

脾与胃病

脾气虚证 指脾气不足，运化失健。饮食失调，劳累过度，患耗伤脾气所致。脾气不足，久延不愈，可致营血亏虚，气血两虚，形体逐渐消瘦，面色萎黄，舌淡苔白，脉缓弱。

脾阳虚证 指脾阳虚衰，阴寒内盛。脾气虚发展而来，或过食生冷，肾阳虚，火不生土所致。

中气下陷证 指脾气亏虚，升举无力而反下陷。脾气虚进一步发展，久泄久痢，劳累过度所致。

脾不统血证 指脾气亏虚不能统摄血液。久病脾虚，劳倦伤脾引起。

寒湿困脾证 指寒湿内盛，中阳受困。饮食不节，过食生冷，淋雨涉水，居处潮湿，内湿素盛所致。

湿热蕴脾证 指湿热内蕴中焦。受湿热外邪，过食肥甘酒酪酿湿生热所致。

胃阴虚证 指胃阴不足。胃病久延不愈，热病后期阴液未复，平素嗜食辛辣，情志不遂，气郁化火使胃阴耗伤所致。

食滞胃脘证 指食物停滞胃脘不能腐熟。饮食不节，暴饮暴食，脾胃素弱，运化失健所致。

胃寒证 指阴寒凝滞胃腑。腹部受凉，过食生冷，过劳倦伤中，复感寒邪所致。

胃热证 指胃火内炽。嗜食辛辣肥腻，化热生火，情志不遂，气郁化火，热邪内犯所致。

【知识小百科】

脾胃失和：证见不思饮食、疲乏卷怠、少气乏力、面黄四肢瘦小，唇甲色淡无光泽。

肺与大肠病

肺气虚证 指肺气不足和卫表不固所表现的证。久病咳喘，气的生化不足所致。

肺阴虚证 指肺阴不足，虚热内生。久咳伤阴，痨虫袭肺，热病后期阴津损伤所致。

风寒犯肺证 指风寒外袭，

肺卫失宣。

风热犯肺证 指风热侵犯肺系，肺卫受病。

燥邪犯肺证 指秋令燥邪犯肺耗伤津液，侵犯肺卫所表现的证候。

痰湿阻肺证 指痰湿阻滞肺系。脾气亏虚，久咳伤肺，感受寒湿所致。

大肠湿热证 指湿热侵袭大肠。感受湿热外邪，饮食不节所致。

大肠液亏证 指津液不足，不能濡润大肠。素体阴亏，久病伤阴，热病后津伤未复，妇女产后出血过多所致。

肠虚滑泄证 指大肠阳气虚衰不能固摄。泻、痢久延不愈所致。

肾与膀胱病

肾阳虚证 指肾脏阳气虚衰。素体阳虚，年高肾亏，久病伤肾，房劳过度引起。

肾阴虚证 指肾脏阴液不足。久病伤肾，或禀赋不足，房事过度，过服温燥劫阴之品所致。

肾精不足证 指肾精亏损。禀赋不足，先天发育不良，后天调养失宜，房劳过度，久病伤肾所致。

肾气不固证 指肾气亏虚固摄无权。年高肾气亏虚，年幼肾气未充，房事过度，久病伤肾所致。

肾不纳气证 指肾气虚衰，气不归元。久病咳喘，肺虚及肾，或劳伤肾气所致。

膀胱湿热证 湿热蕴结膀胱。感受湿热，饮食不节，湿热内生，下注膀胱所致。

【知识小百科】

心肾相交：是“水火相济”的表现。心在上焦，属火。肾在下焦，属水。心中之阳下降至肾，能温养肾阳，肾中之阴上升至心，则能涵养心阴。正常情况下，心火和肾水相互升降、协调，彼此交通，保持动态的平衡。

脏腑兼病

心肾不交证 指心肾水火既济失调。五志化火，思虑过度，久病伤阴，房室不节等引起。

心肾阳虚证 指心肾两脏阳气虚衰，阴寒内盛。久病不愈，劳倦内伤所致。

心肺气虚证 指心肺两脏气虚。久病咳喘，耗伤心肺之气，禀赋不足，年高体弱等因素所致。

心脾两虚证 指心血不足，脾气虚弱。病久失调，劳倦思虑，慢性出血所致。

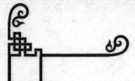

心肝血虚证 指心肝两脏血液亏虚。久病体虚，或思虑过度暗耗阴血所致。

肝火犯肺证 指肝经气火上逆犯肺。郁怒伤肝，肝经热邪上逆犯肺所致。

肝脾调证 指肝失疏泄，脾失健运。情志不遂，郁怒伤肝，饮食不节，劳倦伤脾所致。

肝胃不和证 指肝失疏泄，胃失和降。情志不遂，气郁化火，寒邪内犯肝胃而发病。

肝肾阴虚证 指肝肾两脏阴液亏虚。久病失调，房室不节，情志内伤所致。

脾肾阳虚证 指脾肾两脏阳气亏虚。久病、久泻或水邪久停，导致脾肾两脏阳虚所致。

脾肺气虚证 指脾肺两脏气虚。久病咳喘，肺虚及脾；若饮食劳倦伤脾，脾虚及肺所致。

肺肾阴虚证 指肺、肾两脏阴液不足。久咳肺阴受损，肺虚及肾或肾阴亏虚，肾虚及肺所致。

经络辨证

十二经脉病证

手太阴肺经病证 指手太阳肺经经脉循行部位及肺脏功能失调。

手阳明大肠经病证 指手阳明大肠经经脉循行部位及大肠功能失调。

足阳明胃经病证 指足阳明胃经经脉循行部位及胃腑功能失调。脾与胃相连，

足太阴脾经病证 指足太阴脾经经脉循行部位及脾脏功能失调。

手少阴心经病证 指手少阴心经经脉循行部位及心脏功能失调。

手太阳小肠经病证 指手太阳小肠经经脉循行部位及小肠功能失调。

足太阳膀胱经病证 指足太阳膀胱经经脉循行部位及膀胱功能失调。

足少阴肾经病证 指足少阴肾经经脉循行部位及肾脏功能失调。

手厥阴心包经病证 指手厥阴心包经经脉循行部位及心包络功能失常。

手少阳三焦经病证 指手少阳三焦经经脉循行部位及三焦功能失调。

足少阳胆经病证 指足少阳胆经经脉循行部位及胆腑功能失常。

足厥阴肝经病证 指足厥阴肝经经脉循行部位及肝脏功能失调。

奇经八脉病证

督脉病证　指督脉循行部位及与其相关的脏腑功能失调。

任脉病证　指任脉循行部位及与其相关脏腑功能失调。

总脉病证　指冲脉循行部位及其相关脏腑功能失调所表现的临床证候。

带脉病证　指带脉循行部位及其相关脏腑功能失调。

阳跷、阴跷脉病证　指阳跷、阴跷脉循行部位及其相关脏腑功能失调。

阳维、阴维病证　指阳维、阴维二脉循行部位及其相关脏腑功能失调。

六经辩证

太阳经证　指太阳经受外邪侵袭、邪在肌表，经气不利而出现的证候。太阳中风证指风邪袭于肌表，卫气不固，营阴不能内守而外泄出现的一种临床证候。亦称表虚证。太阳伤寒证指寒邪袭表，太阳经气不利，卫阳被束，营阴郁滞。

太阳腑证　指太阳经邪不解，内传入腑所。太阳蓄水证指外邪不解，内舍于太阳膀胱之腑，膀胱气化失司，水道不能而致蓄水。太阳蓄血证指外邪入里化热，随经深入下焦，邪热与瘀血相互搏结于膀胱少腹部位。

阳明病证　指太阳病未愈，病邪逐渐亢盛入里，内传阳明或本经自病而起邪热炽盛，伤津成实。基本特征为身热汗出，不恶寒，反恶热。病位主要在肠胃，病性属里、热、实。

阳明经证　指阳明病邪热弥漫全身，充斥阳明之经，肠中并无燥屎内结。又称阳明热证。

阳明腑证　指阳明经邪热不解，由经入腑，或热自内发，与肠中糟粕互结，阻塞肠道。又称阳明腑实证。特点是痞、满、燥、实。

少阳病证　指人体受外邪侵袭，邪正分争于表半里之间，少阳枢机不利。属半表半里的热证。太阳病不解内传，病邪直犯少阳，三阴病阳气来复，转入少阳而发病。

太阴病证　指邪犯太阴，脾胃机能衰弱所现证候。可由三阳病治疗失当，损伤脾阳，也可因脾气素虚，寒邪直中而起病。

少阴病证　指少阴心肾阳虚，虚寒内盛所表现出的全身性虚弱的一类临床证候。病至少阴，心肾机能衰减，抗病能力减弱，从阴化寒或从阳化热。

少阴进化证　指心肾水火不济，病邪从水化寒，阴寒内盛而阳气衰弱。

少阴热化证　指少阴病邪从火化热而伤阴，致阴虚阳亢。

厥阴病证　指病至厥阴，机

体阴阳调节功能发生紊乱，所表现出的寒热错杂，直中为平素厥阳之气不足，风寒外感，直入厥阴。传经为少阴病进一步发展传入厥阴。转属为少阳病误治，失治，阳气大伤，病转厥阴。

卫气营血辨证

卫分证候 指温热病邪侵犯肌表，致使肺卫功能失常。其病变主要累及肺卫。

气分证候 指温热病邪内入脏腑，正盛邪实，正邪剧争，阳热亢盛的里热证候。常见热壅于肺，热扰胸膈，热在肺胃，热迫大肠。

营分证候 指温热病邪内陷的深重阶段表现的征候。营阴受损，心神被扰。

血分证候 指温热邪气深入阴分，损伤精血津液。热盛动血，心神错乱。病变主要累及心、肝肾三脏。以血热妄行和血热伤阴多见。

传变规律

顺传 外感温热病多起于卫分，渐次传入气分、营分、血分，病情逐渐加重。

逆传 不循经传或传变迅速致病情重笃。热势弥漫，则气分、营分有热，且血分受燔灼出现气营同病，或气血两燔。

【知识小百科】

营卫不和 语出《伤寒论》。卫是指防卫于体表的阳气，营是汗液的物资基础。营卫不和，一般指表证自汗的病理，“卫弱营强”或“卫强营弱”。

三焦辨证

上焦病证 指温热病邪，侵袭人体从口鼻而入，自上而下，一开始就出现的肺卫受邪的证候。

中焦病证 指温病自上焦开始，顺传至中焦的脾胃证候。邪从燥化，无形热盛，有形热结，阳明失润，燥热伤阴。邪从湿化，郁阻脾胃，气机升降不利，则现湿温病证。有胃燥伤阴与脾经湿热之别。

下焦病证 指温邪久留不退，劫灼下焦阴精，肝肾受损阴虚。

【知识小百科】

三焦辨证证候：三焦辨证反映了邪气侵犯人体后发展变化的三个不同阶段，病邪证候包括上焦温热、上焦湿热、中焦温热、中焦湿热、下焦温热、下焦湿热。

青少年应该知道的

中医中药

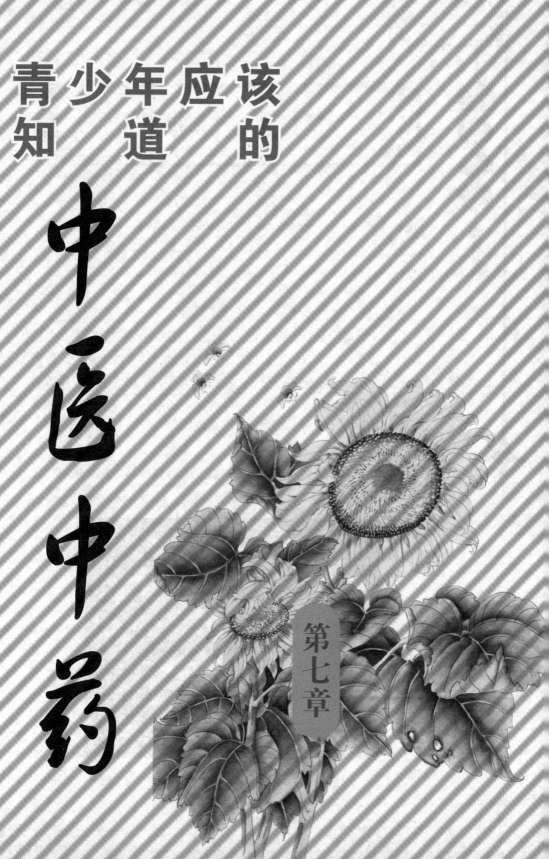

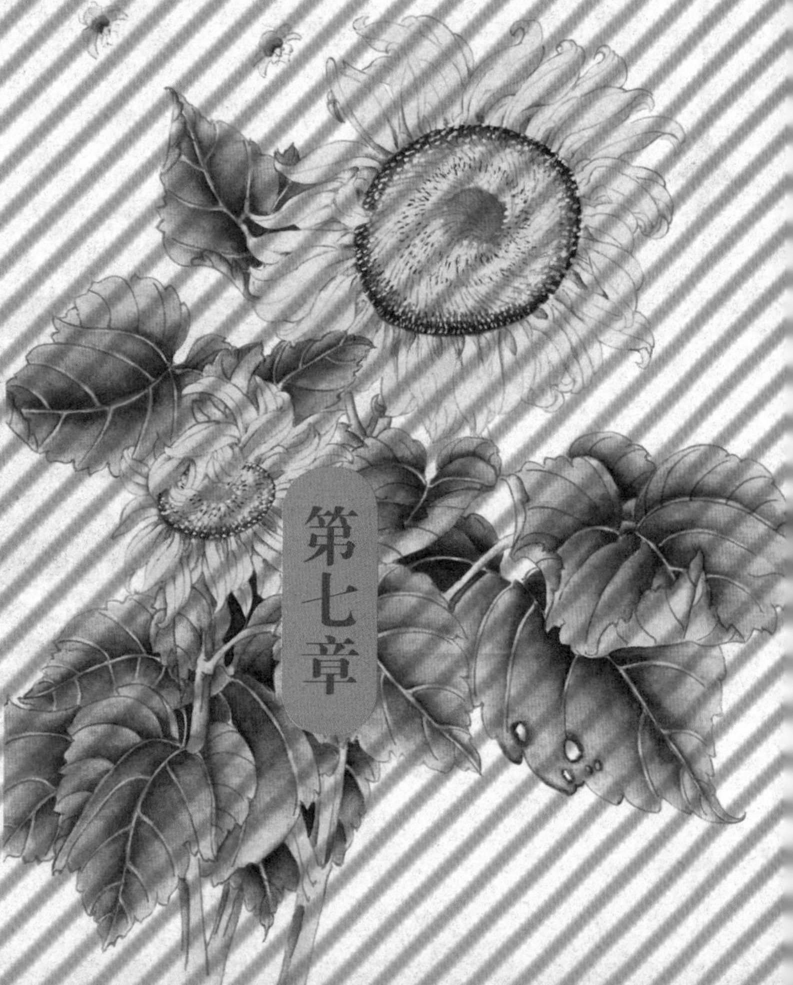

第七章

第七章 针灸推拿

一、针灸概说

针灸以中医理论为指导，运用针刺和艾灸防治疾病，内容包括经络、腧穴、针灸方法等。适应证广，疗效显著，应用方便，经济安全，深受欢迎。

针灸刺灸法主要分为刺法和灸法。

刺法，古称“砭刺”，是由砭石治病发展而来的，后又称针法。

灸法，又称“艾灸”，是指用艾火治病的方法。灸法既指采用艾绒等为主烧灼、熏熨体表的方法，还可包括一些非火源的外治疗法。

刺法和灸法均通过刺激人体腧穴，疏通经络、调节脏腑、行气活血，扶正祛邪、治疗疾病。

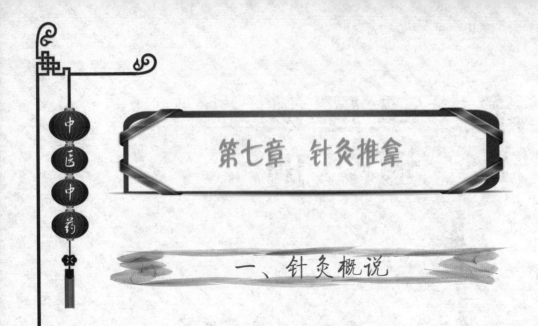

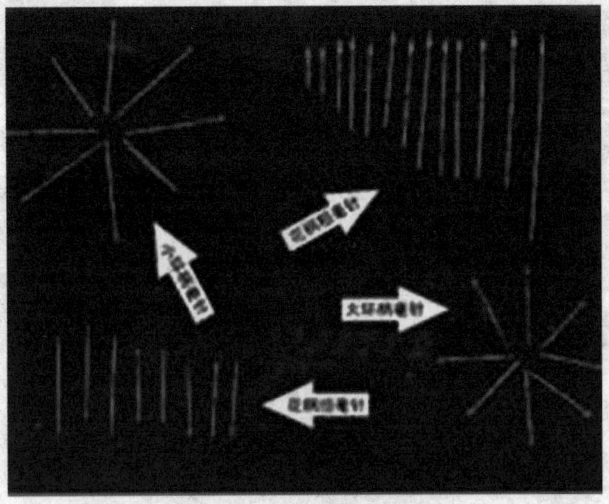

各种毫针

针灸治疗原则

针灸治病应分标本缓急，“知标本者，万举万当，不知标本，是谓妄行”。

治病求本 根据本质治疗疾病。外感、血虚、血瘀、痰阻、气郁、肝阳上亢等均可引致头痛，须分别采取解表、养血、活血化瘀、化痰、理气解郁、平肝潜阳法，选准经脉腧穴，方可根治。

急则治标 标与本在病机上往往相互夹杂，若标病急于本病，处理不及时，可能转危，应先治标病，后治本病。如治疗某些疾病引起二便不通，宜先通其便，再治其本病。

缓则治本 本病病情稳定，虽可引起其他病变，但无危急证候出现，或标本同病，标病经治疗缓解后，均可按“缓则治本”的原则予以处理。若治疗某些疾病引起二便不通，若已通其便，标病缓解者，则应治疗本病。

标本兼治 病情稳定，无危险证候者，标病本病俱缓或俱急，均可采用标本兼治法。肝失疏泄引起的脾胃不和，出现胁肋胀痛、嗳腐吞酸、食少呕吐、大便溏泄，可在疏肝理气的同时兼调脾胃。热病中证见高热、神昏，兼见小腹胀满、小便不通，则应表里同治，泻热开窍，通利小便。

补虚泻实

补虚 主要通过补其本经、表里经和虚则补其母诸法选穴配伍，结合针刺补法施用。脏腑虚证，尚未涉及其他脏腑者，可选取本经腧穴，用补法治疗。如肺虚者取肺经腧穴，大肠虚者取大肠经腧穴。涉及与之相表里的脏腑，可选取与其相表里脏腑的经脉腧穴。还可依据五行生克理论，采取虚则补其母法。

泻实 主要通过泻其本经、表里经和实则泻其子诸法选穴配伍，并结合针灸手法“泻法”施用。脏腑实证，尚未涉及其他脏腑者，可选取本经腧穴，施以泻法治疗。如肝实者选取肝经腧穴以泻之，胆实者选取胆经腧穴泻之。泻其本经，多取本经合穴与本腑募穴。急症属实者，可取本经郄穴与井穴，若涉及与之相表里的脏腑，可选取相表里经脉腧穴，并施以泻法治疗。还可根据五行生克理论，采取实则泻其子的方法。

补泻兼施 疾病的临床证候

常表现为虚实夹杂，治疗上当补泻兼施。肝实脾虚证，临床常见胁肋胀痛、嗳腐吞酸的肝实症状，又同时兼见腹痛、食欲不振、便溏等脾虚症状，应泻足厥阴经和足少阳经，补足太阴经和足阳明经。补泻兼施应补虚与泻实并重，根据虚实程度的轻重缓急，决定补泻的多少先后。

三因制宜

因时制宜　春夏之季，阳气升发，气血趋向体表，病邪伤人多在浅表。秋冬之季，阴气渐盛，气血潜藏于内，病邪伤人多在深部。针灸治疗，春夏宜浅刺，秋冬宜深刺。气血流注与时辰变化相应，针灸治疗宜择时选穴，常用子午流注针法、灵龟八法、飞腾八法。还应把握有效时机，如疟宜发作前 2~3 小时，痛经宜行经前针治。

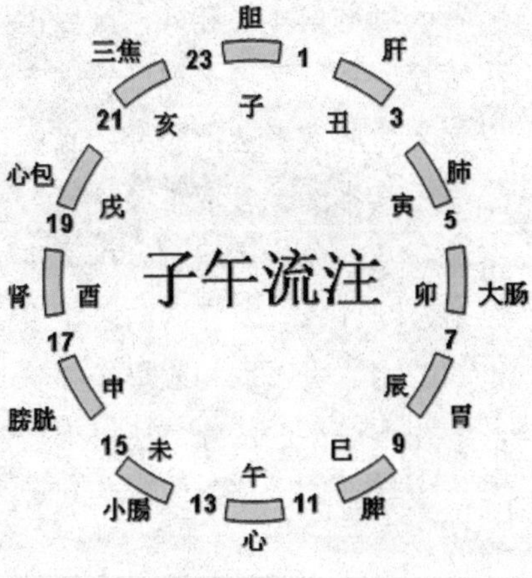

子午流注图

因地制宜　地理环境、气候条件和生活习惯不同，生理活动和病理特点各异，施治宜区别对待。

因人制宜　按照性别、年龄、生理功能、病理特点施治。

【知识小百科】

子午流注针法：按照针灸治疗时间选取相应的五腧穴和原穴进行针灸治疗的方法。

针灸的作用

调和阴阳　针灸调和阴阳的作用，主要是通过经穴配伍和针刺手法完成的。胃火炽盛引起的牙痛，属阳热偏盛，应清泻胃火，取内庭，用泻法。肾阴不足、肝阳上亢引起的头痛，属阴虚阳亢，应育阴潜阳，取太溪，用补法。阳气盛、阴气虚致失眠，阴气盛、阳气虚致嗜睡，根据八脉交会穴特点，取照海、申脉穴治疗。失眠当补阴泻阳，嗜睡当补阳泻阴。

疏通经络　针灸治疗主要是通过经络、腧穴和针灸手法的作用，通畅经络，畅通气血。

扶正祛邪 针灸扶正祛邪须坚持补虚泻实原则。运用补法或泻法，选配一定的腧穴，分别扶正祛邪。扶正适于正虚邪不盛病证，祛邪适于邪实正未伤病证，扶正祛邪同时进行通用于正虚邪实病证。正邪相搏，正虚为主宜扶正兼祛邪，邪盛为主宜祛邪兼扶正。病重，正气虚弱不耐攻伐，先扶正后祛邪。病邪虽强盛，正气亦虚但尚可攻伐时，宜先祛邪后扶正。

腧穴

腧穴是人体脏腑经络之气输注出入于体表的部位，既是疾病的反应点，也是临床针灸的刺激点。针刺腧穴输注脏腑经络气血，沟通体表与体内脏腑的联系。

腧穴的命名

1、根据腧穴所在身体部位命名，如腕旁的腕骨，乳下的乳根，面部颧骨下的颧髎，第7颈椎棘突下的大椎。

2、根据腧穴对病证的特殊治疗作用命名，如治目疾的睛明、光明，治水肿的水分、水道，治面瘫的牵正。

3、结合自然界天体地貌名称，腧穴所在部位形态或气血流注情况命名，如日月、上星、太乙、承山、大陵、商丘、丘墟、太溪、合谷、水沟、曲泽、曲池、涌泉、小海、四渎。

4、以动植物名称形容腧穴所在部位的形象命名，如伏兔、鱼际、犊鼻、鹤顶、攒竹。

5、借助建筑物来形容某些腧穴所在部位的形态或作用特点

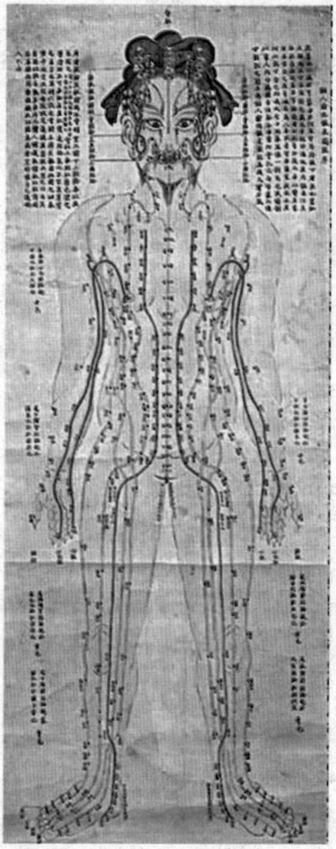

人体正面穴位图（古）

命名，如天井、印堂、巨阙、脑户、屋翳、膺窗、库房、地仓、气户、梁门。

6、根据腑穴部位或治疗作用，结合阴阳、脏腑、经络、气血等中医学理论命名，如阴陵泉、阳陵泉、心俞、肝腧、三阴交、三阳络、百会、气海、血海、神堂、魄户。

腧穴的分类

经穴 分布于十二经脉和任、督二脉上的腧穴的主要部分，又称十四经穴。

奇穴 有穴名和明确的部位及治疗作用，未归入十四经脉系统的腧穴，又称经外奇穴。

阿是穴 既无名称，又无固定位置，以压痛点或反应点作为腧穴用以治疗，又称压痛点。

腧穴定位法

骨度折量法 将人体的各个部位分成若干等分折量取穴，每一等分作为一寸。

体表标志法 以人体各种体表解剖标志作为取穴的依据。如两眉之间取印堂穴，两乳之间的中点取膻中穴。

手指比量法 以手指的宽度为取穴的尺寸。中指中节两端横纹头之间为一寸，称中指同身寸。拇指指关节的横度为一寸，称拇指同身寸。食指、中指、无名指和小指并拢，以中指中节横纹处为三寸，称一夫法。

腧穴取穴原则

近部取穴 根据腧穴普遍具有近治作用，选取病痛的所在或邻近部位腧穴。症状在体表部位反映较明显、较局限的病证，可按此原则取腧穴治疗。如鼻病取迎香，口喎取颊车、地仓，胃病取中脘、梁门，癃闭取关元、气海。

远部取穴 根据腧穴具有远

取穴图解

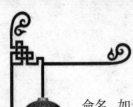

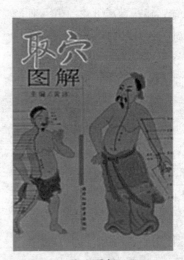

治作用，选取距离病痛较远部位腧穴。人四肢肘、膝关节以下经穴，可以治疗本经循行所及的远隔部位的病证。可取所病脏腑经脉的本经腧穴，也可取表里经或其他相关经脉上的腧穴。胃脘疼痛属胃的病证，可选取足阳明胃经的足三里，同时可选足太阴脾经的公孙穴（表里经），必要时还可加取内关穴（相关经脉上的腑穴）。面部疾患取合谷穴，目赤肿痛取行间穴，久痢脱肛取百会穴，急性腰痛取水沟穴。

随证取穴 又称对证取穴或辨证取穴，针对全身症状或病因病机而选取腧穴。发热、失眠、多梦、自汗、盗汗、虚脱、抽风、昏迷，难以明确其病变部位，宜随证取穴。治高热可选取大椎、陶道，治失眠多梦可选取神门、大陵，治盗汗可选取阴郄、后溪，治虚脱可选取气海、关元，治昏迷可选取素髎、水沟。胸闷、气促取膻中，血虚、慢性出血取膈腧，筋骨酸痛取阳陵泉。

取穴原则常相互配合应用。治疗哮喘实证，可选取膻中、中府、尺泽、列缺，取中府为近部取穴，取尺泽、列缺为远部取穴，取膻中为随证取穴。

配穴方法

应处理好主与次的关系，坚持少而精的原则，突出主要腧穴，适当配伍次要腧穴，注意协同作用。

本经配穴法 某一脏腑、经脉发生病变时，选其腧穴，配成处方。肺病咳嗽，可取局部腧穴肺募中府，同时远取本经尺泽、太渊穴。

表里经配穴法 某一脏腑经脉有病，取其表里经腧穴配合应用，包括特定穴中的原络配穴法。

上下配穴法 将腰部以上以下腧穴配合应用，包括八脉交会穴配合应用。如治疗胃病取内关、足三里，治疗咽喉痛、牙痛取合谷、内庭，治疗脱肛、子宫下垂取百会、长强。

前后配穴法 又名腹背阴阳配穴法，前指胸腹，后指背腰。脏腑疾患宜用此法，胃痛前取中脘、梁门，后取胃腧、胃仓。

左右配穴法 选取肢体左右两侧腧穴配合应用，一般左右穴同时取用，以加强协同作用。如心病取双侧心腧、内关，胃病取双侧胃腧、足三里。左右不同名腧穴可同时并用，左侧面瘫，取左侧颊车、地仓，配合右侧合谷。左侧头角痛，取左侧头维、曲鬓，配合右侧阳陵泉、侠溪。

【知识小百科】

配穴：在选穴基础上，选取两个或更多、主治相同或相近，具有协同作用的腧穴加以配伍应用的方法。

针灸适用疾患

世界卫生组织（WHO）公布的43种针灸有效的病症

呼吸系统疾病 鼻窦炎、鼻炎、感冒、扁桃腺炎、急慢性喉炎、气管炎、支气管哮喘。

眼科疾病 急性结膜炎、中心性视网膜炎、近视眼、白内障。

口腔科疾病 牙痛、拔牙后疼痛、牙龈炎。

胃肠系统疾病 食道、喷门失驰缓症、呃逆、胃下垂、急慢性胃炎、胃酸增多症、慢性十二指肠溃疡、单纯急性十二指肠溃疡炎、急慢性结肠炎、急慢性杆菌性痢疾、便秘、腹泻、肠麻痹。

神经、肌肉、骨骼疾病 头痛、偏头痛、三叉神经痛、面神经麻痹、中风后的轻度瘫痪、周围性神经疾患、小儿脊髓灰质炎后遗症、美尼尔氏综合征、神经性膀胱功能失调、遗尿、肋间神经痛、颈臂综合征、肩凝症、网球肘、坐骨神经痛、腰痛、关节炎。

针灸处方上的常用符号

针灸处方，有些内容可用符号代替文字。

| 针用平补平泻法

┬ 针用补法

┴ 针用泻法

↓ 三棱针点刺出血

* 皮肤针

× 艾条灸

△ 艾炷灸

|N 电针

|m 水针

○ 拔罐

二、针法

叩刺部位

循经叩刺 循经脉叩刺法，常用于项背腰骶部的督脉和足太阳膀胱经。督脉可调节全身阳气。五脏六腑之背腧穴，皆分布于膀胱经，治疗范围广泛。四肢肘膝以下经络，分布着各经原穴、络穴、郄穴，可治疗各相应脏腑经络疾病。

穴位叩刺指在穴位上叩刺法，常用特定穴、华佗夹脊穴、阿是穴。

局部叩刺 在患部叩刺，扭伤后局部瘀肿疼痛，顽癣，可局部围刺或散刺。

刺激强度

轻刺 用力小，皮肤潮红、充血为度。适于头面部，虚证，老弱妇女，久病者。

重刺 用力较大，以皮肤有明显潮红，并有微出血为度。适于压痛点、背部、臀部、年轻体壮患者，实证，新病者。

中刺 介于轻刺重刺之间，以局部明显潮红，不出血为度，适用于一般部位。

叩刺 刺手拇指、中指、无名指握住针柄，食指伸直按住针柄中段，针头对准皮肤叩击，运用腕部的弹力，使针尖叩刺皮肤后，立即弹起，如此反复叩击。

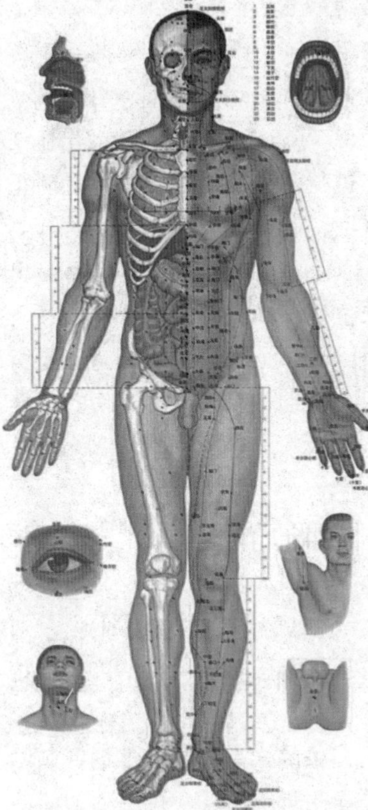

正面针灸穴位图

叩击时针尖须与皮肤垂直，弹刺准确，强度均匀，根据病情选择刺激部位、强度。

滚刺 手持筒柄，将针筒在皮肤上来回滚动，刺激范围为一狭长的面，或扩展成一片广泛的区域。

使用注意事项

1、经常检查，注意针尖有无钩毛，针面是否平齐，滚刺筒转动是否灵活。

2、叩刺动作要轻捷，正直无偏斜，以免造成患者疼痛。

3、若叩刺手法重导致出血，应进行清洁和消毒，并注意防止感染。

4、滚刺筒不宜在骨骼突出部位处滚动，以免产生疼痛或出血。

5、局部溃疡或损伤，急性传染病，急腹症不宜使用。

针刺方向

依循行定方向 补法，须与经脉循行方向一致。泻法则相反。

依腧穴定方向 根据针刺腧穴所在部位特点，穴位须朝向特定方向或部位。如哑门穴，朝向下颌方向。廉泉穴，朝向舌根方向。背部腧穴，朝向脊柱。

依病情定方向 采用行气法针刺，针尖应朝向病所，"气至病所"。

针刺角度 进针时针身与所刺部位皮肤表面形成的夹角，须依腧穴部位特点、治疗要求确定。

直刺 针身与皮肤呈90度角，垂直刺入。适于大部分腧穴，尤其是四肢、腹部、腰部肌肉丰厚部位腧穴。

斜刺 针身与皮肤呈45度角，倾斜刺入，适于骨骼边缘腧穴，内有重要脏器不宜深刺部位，或为避开血管及瘢痕部位。

横刺又称平刺、沿皮刺，针身与皮肤呈15度角，横向刺入，适于头部皮肤浅薄处腧穴。

针刺深度

察形气定深浅 体质有强弱肥瘦不同、气血有充盈亏虚差别，体强形胖者宜深刺，体弱形瘦者宜浅刺。

观年龄定深浅 年老体弱者、小儿，宜浅刺，中青年身强体壮者，宜深刺。

辨病情定深浅 表证、阳证、

虚证、新病宜浅刺，里证、阴证、实证、久病宜深刺。

识部位定深浅 头面胸背等皮薄肉少处腧穴宜浅刺，四肢、臀、腹等肌肉丰满处腧穴宜深刺。

得气

得气也称针感，为一种经气感应现象。施用捻转提插手法，施针者可感到针下有徐和或沉紧的感觉，患者针下出现酸、麻、胀、重感觉，并沿一定部位、向一定方向扩散传导，即得气。施针者感到针下空虚无物，患者无酸、麻、胀、重感觉，则为不得气。

得气迅速，疗效好。得气较慢，疗效差。取穴准确易得气，不准确则不易得气。经气旺盛、血气充盈者得气迅速，反之则得气迟缓，或不得气。痿证、痹证、偏瘫、急性疼痛诸证，得气强效果好。而失眠、面肌痉挛诸证得气弱反效果显著。气血虚弱、久病年迈者，得气宜弱。气血旺盛、体壮年轻者，得气宜强。总之，得气的强弱，应以患者舒适、疗效显著为目标。

针刺不得气，可致治疗无果。可采用行针催气、留针候气、温针、加艾灸助经气来复，促使得气。还应注意针刺的方向、角度和深度。

行针

行针 又名运针，指各种针刺手法。

基本手法

提插法 针施行上下、进退操作。浅部、中部、深部分别称天、人、地部。提：针从地部退至人部、天部，或由人部退至天部，向上操作。插：针从天部刺到人部、地部，或人部刺到地部，向下推进。幅度大小、频率快慢和时间长短，据患者体质、病情、腧穴部位、治疗目的确定。

捻转法 针刺入一定深度后，挟持针柄前后左右交替旋转捻动。角度大小、频率快慢、时间长短，据患者体质、病情、腧穴部位、治疗目的确定。

辅助手法

循法 无针感或得气不显著，用手指沿针刺穴位所属经脉循行路线的上下左右轻揉或叩打。可宣通气血，激发经气，促使针感传导，缓解滞针。

刮柄法　针刺达一定深度，以指甲由下向上别动针柄，或由上向下地刮动针柄。可激发经气，为催气、行气之法。

弹柄法　针刺达一定深度，手指轻弹针柄，使针体微微振动，激发经气，催气速行。用力不宜猛，频率不宜快，以免引起弯针。

搓柄法　针刺达一定深度，将针或内或外单向捻转。皮下组织或轻度缠绕针身。气至前，使之可得气。得气后，可增强感应。

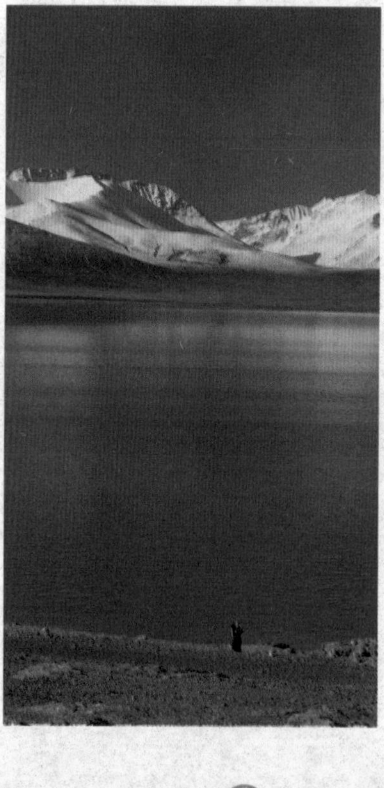

摇柄法　针刺达一定深度，手持针柄进行摇动。直立针身，多由深而浅随摇随提，以出针泻邪。卧针斜刺或平刺，左右摆尾，单向传导针感，“摇以行气”。

震颤法　针刺达一定深度，持针柄小幅快频提插捻转，针身轻颤，促使得气。

候气　催气　守气

候气　留针或间歇运针，施以提插、捻转手法，可待气至。如针刺暂不得气，应耐心候气，气至为度。

催气　针刺后若不得气，均匀地提插、捻转，轻摇针柄，弹、循、刮，以激发经气，促其气至。

守气　得气后谨慎守护，防止气散失，须针对体质、虚实，施以相应手法。

毫针刺法

进针法　针刺入皮肤的操作方法。

持针操作之手称刺手，掌握针具，施行手法操作。以拇、食、中三指挟持针柄，拇指指腹与食指、中指之间相对，状如持毛笔。进针时运指力于针尖，行针时左

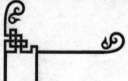

右捻转、上下提插、弹刮搓震，最后进行出针操作。

另手爪按压所刺部位或辅助针身，称押手。押手固定腧穴位置，挟持针身协助刺手进针，便于进针，减少刺痛，协助调节控制针感。

临床施治，刺手押手应协同操作，紧密配合。

常用进针法：

单手进针法　单手将针刺入穴位。刺手拇指食指挟持针柄，中指指端靠近穴位，指腹抵住针尖和针身下端，拇指食指向下用力刺透皮肤，中指同时屈曲。

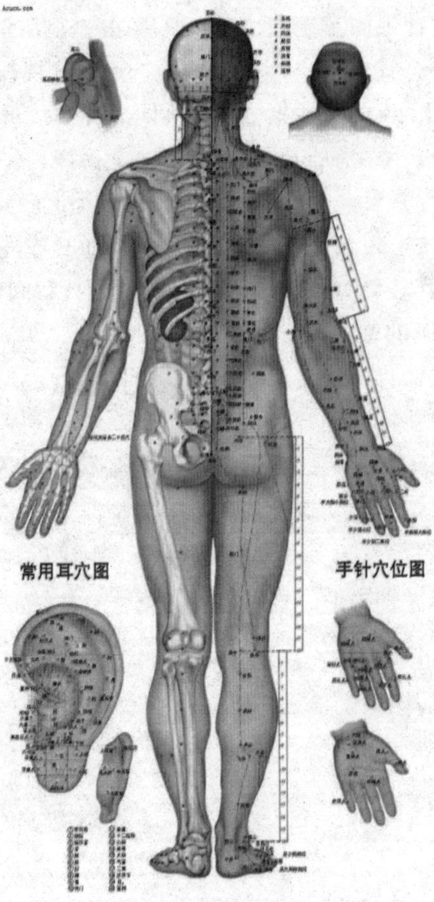

背面针灸穴位图

另有挟持针柄进针法、挟持针身进针法。

双手进针法 两手配合将针刺入。

指切进针法 押手拇指或食指中指爪甲切按于穴位旁，刺手持针，紧靠指甲将针刺入皮肤，适于短针进针。

挟持进针法 押手拇、食二指挟持消毒干棉球，挟住针身下端，露出针尖，针尖固定于穴位皮肤表面，刺手持针柄，令针身垂直，刺手指力下压时，押手拇、食两指同时用力，两手协同针刺入皮肤，适于长针进针。

管针进针法 以针管代替押手进针。针管较针短约5毫米，直径为针柄的2~3倍。宜取平柄毫针装入针管，针尖所在端置穴位上，押手持针管，刺手指快速叩打针柄尾端，使针尖刺入穴位，退出针管，继续施行各种手法。

舒张进针法 押手拇、食二指向两侧撑开绷紧所刺腧穴部位皮肤，针从左二指中间刺入，适于皮肤松弛部位。

皮肤针法

皮肤针又称“梅花针”、“七星针”，是以多支短针组成的叩刺针具。由于十二皮部与经络、脏腑联系密切，运用皮肤针法浅刺皮部可激发、调节脏腑经络功能，防治疾病。

皮肤针针头呈小锤形，针柄长15~19厘米，一端附有莲蓬状的针盘，针盘下散嵌着梅花针（5支针）、七星针（7支针）、罗汉针（18支针）。现代还有用金属制成的筒状皮肤针。皮肤针法刺激面广、刺激量均匀、作用方便。

近视、视神经萎缩、急性扁桃体炎、感冒、咳嗽、慢性肠胃病、便秘、头痛、失眠、腰痛、皮神经炎、斑秃、痛经等病证均可应用。

可每日或隔日一次，10次为一疗程，疗程间可间隔3~5日。

刺络法

刺络法，又名放血法。因常用三棱针，又名三棱针法。适于中暑、中风昏迷、休克、急性肠胃炎、急性结膜炎、头痛、神经性皮炎、急性扁桃体炎、腰肌劳损、丹毒、疖肿症。血液病患者忌用，体弱、贫血者及孕妇慎用。每次出血量以不超过10毫升为宜。

点刺法 推按所选择的部位或穴区，使之充血。迅速刺人针尖0.1~0.2厘米，立即出针，轻轻挤压针孔周围，少许出血后用消毒干棉球按压止血。

丛刺法 反复点刺选中的较小穴位部位，使其微微自然出血。常与拔罐法结合，多用于急慢性软组织损伤。

散刺法 与丛刺法相似，但点刺面积大、距离长。点刺10~20下。多用于丹毒、神经性皮炎。

挑刺法 挑刺压痛、酸困、丘疹、皮下结节等异常点。挑破表皮，深人皮下，挑断白色纤维状物十数根至数十根。挑刺完毕，拭去血迹，覆盖固定消毒敷料。还可治疗某些慢性疾病。

针刺补泻

补法，鼓舞人体正气，恢复低下功能使之旺盛。泻法，疏泄病邪，恢复亢进功能如常。

捻转补泻 针下得气后，补法捻转角度小，用力轻，频率慢，操作时间短。须以大指向前，食指向后，左转为主。泻法捻转角度大，用力重，频率快，操作时间长。拇食指捻转时，须以大指向后，食指向前，右转为主。

提插补泻 针下得气后，补法先浅后深，重插轻提，提插幅度小，频率慢，操作时间短。泻法先深后浅，轻插重提，提插幅度大，频率快，操作时间长。

其他手法

针者为补法 疾速刺入，徐徐出针者为泻法。

进针时针尖随着经脉循行去的方向刺入为补法，针尖迎着经脉循行来的方向刺入为泻法。

呼吸补泻 补法呼气时进针，吸气时出针。泻法吸气时进针，呼气时出针。

开阖补泻 补法出针后迅速揉按针孔。泻法出针时摇大针孔而不立即揉按。

平补平泻 虚实不显著或虚实兼有诸症，得气后均匀地提插捻转。

复式补泻 将操作形式完全不同而作用相同的手法结合在一起，用以补泻。

烧山火 循序针刺入天部、人部、地部，得气后行捻转补法，慢慢将针提到上三分之一，反复操作三次，将针紧按至地部留针。配合呼吸补泻法中的补法。多用于冷痹顽麻、虚寒性证。

透天凉 循序针刺入地部、人部、天部，得气后行捻转泻法，缓慢地将针按至下地部，反复操作三次，将针紧提至天部留针。配合呼吸补泻法中的泻法。多用于热痹、急性痈肿等实热证。

影响补泻因素

功能状态 针刺补虚泻实可双向良性调节，效果与机体正气的盛衰，即功能状态关系密切。虚惫而呈虚证，针刺可补虚。邪盛呈实热、闭证，针刺可泻邪，清热启闭泻实。如胃肠痉挛疼痛，针刺可止痉缓疼；肠胃蠕动弛缓，针刺可增强其蠕动恢复正常功能。

腧穴特性 有的腧穴适于补虚,有的腧穴适于泻实。如足三里、关元具有强壮作用,多用于补虚，少商、十宣具有泻邪作用，多用于泻实。

施术手法 欲取得满意补泻效果，施术手法必须得当。

留针

针留置穴内，为留针。静留以待气至，为“静留针”。留针同时施用手法，为“动留针”。一般病证留针15~30分钟。慢性、顽固性、疼痛性、痉挛性疾病，宜增加留针时间。急性腹痛、三叉神经痛、痛经等，留针可达数小时。感冒、发热等，针下得气，施术完毕即可出针。小儿，点刺放血，快速针刺法，不留针。

出针

行针完毕，将针拔出。穴下轻松，无沉紧感觉，方可拔针。先以左手固定被刺腧穴周围皮肤，右手持针轻微捻转退至皮下，迅速拔出。动作宜细，随势提出，忌妄用强力。出针快慢，宜视病情及手法需要确定。拔针后，针孔偶有出血，可用消毒干棉球轻轻按压片刻。出针后，应核对针数，防止遗漏。

针刺注意事项

饥饿、疲劳、精神过度紧张时，不宜立即针刺。气虚血亏者，尽量选用卧位，手法不宜过强。

妇女行经期，非调经不应针刺。怀孕期，禁刺三阴交、合谷、昆仑、至阴，3个月以内，不宜针刺小腹部腧穴。3个月以上，不宜针刺腹部、腰骶部腧穴。

小儿囟门未合时，头顶部的腧穴不宜针刺。

常有自发性出血或损伤后出血不止者，不宜针刺。

皮肤感染、溃疡、瘢痕或有肿瘤部位，不宜针刺。

胸、胁、腰、背处腧穴，肝脾肿大、心脏扩大、肺气肿者，不宜直刺、深刺。刺胸、背、腋、胁、缺盆部位腧穴，直刺不宜过深。

针刺眼区和项部的风府、哑门，脊椎部的腧穴，须注意角度，不宜大幅度提插、捻转，长时间留针。

针刺尿潴留症小腹部腧穴，须掌握针刺方向、角度、深度，以免误伤膀胱。

三、灸法

灸法属于温热疗法，主要是艾灸。灸法治病，古人多采用直接灸，且艾炷较大，壮数（艾炷的计数单位）多。现代灸法多采用小艾炷少壮灸。艾条灸，包括太乙神针灸、雷火神针灸等的药条灸和温灸器灸、温针灸、天灸、灯火灸。除艾以外，也可用硫磺、灯芯、桑枝、桃枝、黄腊、药锭施灸或隔以姜片、蒜片、食盐、豆豉饼、附子饼，施行间接灸。

灸法的作用

温经散寒 灸法通过热灸对经络穴位进行温热性刺激，温经通痹，加强机体气血运行。灸法常用于血寒运行不畅，留滞凝涩引起的痹证、腹泻。

行气通络 灸法调和气血，疏通经络，平衡机能。可消除风、寒、暑、湿、燥、火侵袭引起的气血凝滞，经络受阻，肿胀疼痛。常用于疮疡疖肿、冻伤、癃闭、不孕症、扭挫伤，外科、伤科应用尤佳。

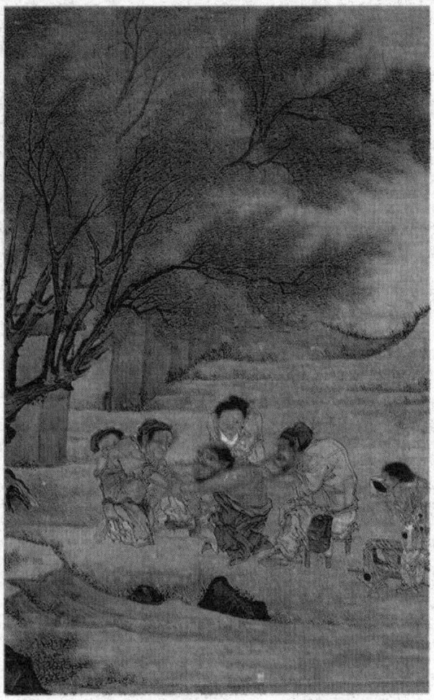

艾针图

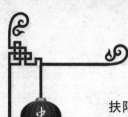

扶阳固脱 呕吐、下痢、手足厥冷，脉弱等阳气虚脱重危症，用大艾炷重灸关元、神阙等穴，可以扶阳固脱，回阳救逆，挽救垂危，大艾炷重灸适于于中风脱症、急性腹痛吐泻、痢疾诸症急救。

升阳举陷 灸疗可益气温阳，升阳举陷，安胎固经，对卫阳不固、腠理疏松，亦有效。脱肛、阴挺、久泄等病，可灸百会穴提升阳气，以“推而上之”。

拔毒泄热 灸法可散寒清热，双向调节，以热引热，使体热外出。

防病保健 艾灸预防传染病、狂犬病。灸足三里预防中风。灸足三里、中脘，胃气常盛。灸命门、关元、气海盛胃气，足阳气，充精血，病邪难犯。

艾炷灸 将纯净的艾条捏紧成规格大小不同的圆锥形艾炷施灸。

直接灸 又称明灸、着肤灸，将艾炷直接置于皮肤上施灸。

无瘢痕灸 又称非化脓灸，多用中、小艾炷。燃剩五分之二，患者感到烫时，换炷再灸。灸3~7壮，致局部皮肤充血、红晕，施灸后皮肤不起泡，或起泡不不形成灸疮。适于哮喘、眩晕、慢性腹泻、风寒湿痹、皮肤疣诸慢性虚寒证。

知识小百科：

瘰疬：结核类疾病。证颈部缓慢出现豆粒大小圆滑肿块，如串珠，不红不痛，溃后脓水清稀，夹有败絮状物，易成瘘管。

瘢痕灸 又称化脓灸，多用小艾炷。施灸前于施术部位涂以少量凡士林或大蒜液，放置艾炷，烧近皮肤患者有灼痛感时，拍打穴位四周以减轻疼痛。每壮艾炷燃尽，除去灰烬，方可换炷。每换一壮，涂凡士林或大蒜液一次，灸7~9壮。灸毕，贴敷淡水膏。约一周可化脓，化脓后每天换膏药一次。灸疮化脓期间，需注意清洁，避免感染。适于哮喘、慢性胃肠病、瘰疬诸证，身体虚弱，糖尿病、皮肤病患者不宜。

间接灸 又称隔物灸，在艾

炷与皮肤之间隔垫物品施灸。

隔姜灸 鲜生姜切成直径2~3厘米，厚0.2~0.3厘米薄片，中间穿刺数孔，上置艾炷灸5至10壮，以皮肤红晕不起泡为度。若患者感觉灼热难耐，可向上提起或缓慢移动姜片。适于一切虚寒病证，对呕吐、腹痛、泄泻、遗精、阳痿、早泄、不孕、痛经、风寒湿痹疗效尤好。

隔蒜灸 鲜大蒜头切成0.2~0.3厘米薄片，中间穿孔，上置艾炷灸5~7壮。适于肺结核、腹中积块、未溃疮疡诸证。

隔盐灸 用纯净干燥的食盐填敷脐部，使与脐平，上置艾炷施灸，稍有灼痛感，即更换艾炷。也可于盐上置姜片再施灸。一般灸5~9壮，回阳、救逆、固脱。适于急性寒性腹痛、吐泻、痢疾、淋病、中风脱证。

隔附子灸 以附子片或附子药饼作间隔物施灸。温肾补阳，适于命门火衰而致阳虚的阳萎、早泄、遗精，疮疡久溃不敛诸证。

艾卷灸 又称艾条灸。以桑皮纸裹艾绒卷成条施灸。艾绒内加药施灸，名为雷火神针、太乙神针。以此为基础，又演变出现代的单纯艾卷灸、药物艾卷灸。

温和灸 艾卷距离皮肤2~3厘米熏烤，感温热而无灼痛，至皮肤红晕为度。

雀啄灸 点燃端如鸟雀啄食般一上一下对部位皮肤施灸。

回旋灸 艾卷燃距离不固定，左右移动或反复旋转施灸。

实按灸 施灸时，于施灸部位垫布或纸。将药物艾卷点燃端乘热按于施术部位，使热力透达深部，若艾火熄灭，再点再按。适于风寒湿痹、痿证、虚寒证。

温针灸 针刺与艾灸相结合。针刺得气后，留针于适当深度，于针柄上穿置2厘米长艾卷或于针尾上搓捏少许艾绒

知识小百科：

湿痹：痹病中的一种。《内经》称着痹，又名肌痹。多因着湿气所致，宜用通络开痹片治疗。

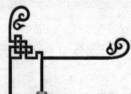

点燃施灸，燃尽除去灰烬，将针取出。须注意防止灰火脱落烧伤皮肤。

温灸器灸 用专门器具温灸器施灸。将艾绒点燃后置于温灸器内铁网上，再将温灸器置于施灸部位15~20分钟。适于腹部、腰部一般常见病。

其他灸法又称非艾灸法，是指以艾绒以外的物品为材料施灸。

灯火灸 又称灯草焠、灯草灸、油捻灸、神灯照。取10~15厘米长灯芯草或纸绳，蘸植物油，浸渍长约3~4厘米，点燃起火后猛然接触穴位，听到“叭”声迅速离开。主要用于小儿痄腮、乳蛾、吐泻、麻疹、惊风诸证。

天灸 又称药物灸、发泡灸。将具有刺激性的药物，涂敷于穴位或患处，使皮肤局部充血潮红或起泡。多用单味中药。蒜泥灸治疗咯血、衄血，扁桃体炎，喉痹诸证。细辛灸治小儿口腔炎。天南星灸治疗面神经麻痹。白芥子灸治疗关节痹痛，口眼喎斜，配合其他药物治疗哮喘诸证。

施灸注意事项

先后顺序 先灸阳经，后灸阴经。先灸上部，再灸下部。壮数，先灸少后灸多。大小，先灸炷小者后灸大者。此外，施灸应注意通风。灸治脱肛，先灸下后灸上，先灸长强以收肛，后灸百会以举陷。

补泻方法 根据辨证施治的原则，虚证用补法，实证用泻法。

施灸禁忌 面部穴位、乳头、大血管处不宜直接灸。关节活动部位不宜化脓灸。空腹、过饱、极度疲劳、恐惧者，应慎施灸。体弱者，艾炷不宜过大，刺激量不可过强。孕妇腹部和腰骶部不宜施灸。

灸后处理 水泡较大，可用消毒毫针刺破水泡，放出水液、再涂以龙胆紫。瘢痕灸，灸疮化脓期间，一个月内慎做重体力劳动。疮面局部勿用手搔，保持清洁，防止感染。

四、拔罐法

拔罐法又名火罐气、吸筒疗法，古称角法。以杯罐做工具，借热力排去其中的空气产生负压，吸着于皮肤，造成淤血现象以疗疾。古代医家用于肺痨、风湿治疗，吸血排脓。拔罐可通经活络、行气活血、消肿止痛、祛风散寒，适于风湿痹痛、神经麻痹，头腹背腰痛、痛经等急慢性疼痛和感冒、咳嗽、哮喘、消化不良、胃脘痛、眩晕等脏腑功能紊乱，以及丹毒、红丝疔、毒蛇咬伤、疮疡初起未溃证等。

拔罐作用机理

机械刺激作用 排气后罐内形成负压，罐缘紧紧附着于皮肤表面，牵拉神经、肌肉、血管以及皮下的腺体，可引起一系列神经内分泌反应，调节血管舒缩功能及通透性，改善局部血液循环。

负压效应 负压可增强汗腺和皮脂腺功能，促进毒素、废物加速排出。皮肤局部发生溶血现象，通过神经系统对组织器官的功能进行双向调节，促进白细胞的吞噬作用，提高皮肤对外界变化的敏感性及耐受力，增强机体的免疫力。

温热作用 拔罐局部的温热作用改变拔罐处血管紧张度及黏膜渗透性，使淋巴循环加速，吞

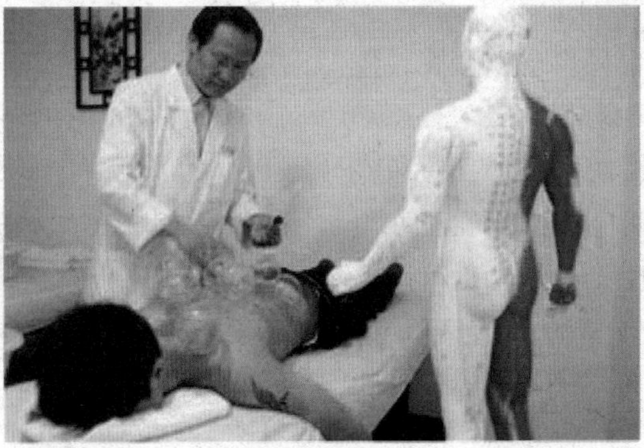

中医拔罐治疗

噬作用加强。

罐的种类

竹罐 以直径3~5厘米坚固的竹子截成6~10厘米不同长度磨光而成。取材容易，制作简单，轻巧价廉，不易损坏，适于药煮。易爆裂漏气。

陶罐 陶土烧制而成，两端较小，中间略向外凸出，状如瓷鼓，底平。口径小者较短，口径大者略长。吸力大，但质地较重，易摔碎。

玻璃罐 形如球状，肚大口小，口边外翻。质地透明，使用时可直接观察局部皮肤变化，便于掌握时间。易破碎。

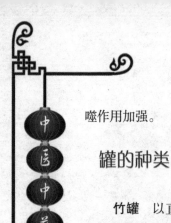

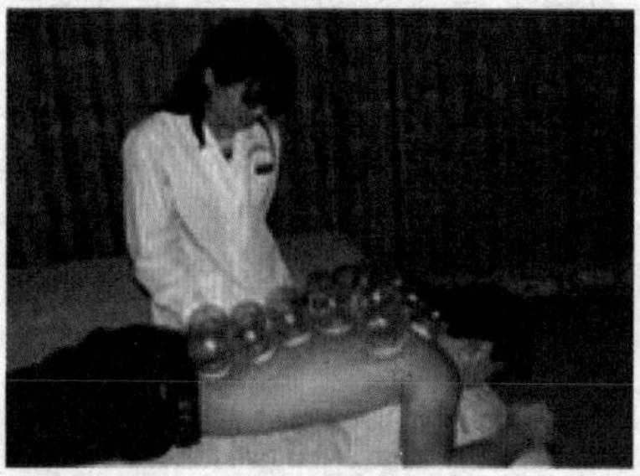

拔罐疗法

抽气罐 将小药瓶切去瓶底磨平、磨光滑，瓶口的橡胶塞须保留完整，便于抽气。也可用透明塑料制成，上置活塞，便于抽气。易破碎。

拔罐的方法

火罐法 利用燃烧时火的热力排出罐内空气，形成负压，将罐吸在皮肤上。

闪火法 用镊子夹95%的乙醇棉球，点燃后在罐内绕1至3圈抽出，迅速将罐子扣在应拔部位上。忌烧热罐口，烫伤皮肤。

投火法 将乙醇棉球或纸片燃着投入罐内，火最旺时，迅速将火罐扣在应拔的部位上吸住。吸附力强。因罐内燃烧火球落下易烫伤皮肤，宜侧面横拔。

贴棉法 将一小方块棉花，略浸95%乙醇，压平贴于罐内壁中、下段或罐底，点燃后，将罐子迅速扣在选定的部位上。须注意棉花浸乙醇不宜过多，避免燃着的乙醇滴下烫伤皮肤。

架火法 将直径小于罐口，不易燃烧传热的物体，置于应拔部位上，上置小块乙醇棉球，点燃后迅速将罐子扣上。吸附力较强。

滴酒精法 往火罐内滴入1至3滴95%乙醇，使其均匀地布于罐壁，点燃后迅速扣于应拔的部位上。须注意滴入乙醇适量，以防灼伤皮肤。

煮罐法 将竹罐倒置于沸水或药液中，沸煮1至2分钟后，甩去水液，乘热按在皮肤上。药液应视病情选用。

抽气罐法 将罐紧扣于皮肤定位处，用注射器抽出空气，或用抽气筒套在塑料杯罐活塞上，抽出空气，吸拔于选定部位上。

以上诸法，一般留罐10至15分钟，待施术部位皮肤充血、瘀血时，将罐取下。罐大吸拔力强，应适当缩短留罐的时间，以免起泡。

拔罐法应用

留罐 又称坐罐，拔罐后将罐子吸拔留置于施术部位10~15分钟后起罐。单罐、多罐皆可应用。

走罐 又称推罐，用于腰背部、大腿部等面积较大、肌肉丰厚部位，应选用口径较大且口平滑的玻璃罐，先在罐口或欲拔罐部位涂润滑油，再将罐拔住，手握住罐体，上下往返推移。至所拔皮肤潮红、充血瘀血时，将罐起下。

闪罐 将罐拔住后，立即取下，再迅速拔住，如此反复多次，至皮肤潮红为度。

留针拔罐 针刺与拔罐结合应用。先针刺得气后留针，再以针为中心点，将火罐拔上，留置10~15分钟，起罐起针。

刺血拔罐 又称刺络拔罐。将应拔部位皮肤消毒，用三棱针点刺出血或用皮肤针叩刺，再将火罐吸拔于点刺部位，使之出血，罐留置10~15分钟。

药罐 在抽气罐内盛贮二分之一左右生姜汁、辣椒液、两面针酊、风湿酒或根据需要配制的药液，按抽气罐操作法，抽去空气，使罐吸附在皮肤上。

起罐方法和注意事项

起罐方法 先用左手夹住火罐，右手拇指或食指在罐口旁边按压一下，使空气进入罐内，将罐取下。若罐吸附过强，不可强行上提或旋转，宜轻缓操作。

注意事项

1、要选择适当体位，肌肉丰满部位，体位不当、移动、骨骼凸凹不平部位均不适宜。

2、选择大小适宜的罐。操作须迅速。

3、用火罐应注意勿灼伤烫伤皮肤。若皮肤起水泡时，小泡敷以消毒纱布，防止擦破。大泡，用消毒针放出水，涂以龙胆紫药水，消毒纱布包敷，以防感染。

4、大血管分布部位，皮肤过敏、溃疡、水肿，高热抽搐者，孕妇腹部、腰骶部，不宜拔罐。

五、推拿按摩

推拿也称按摩，是以中医的脏腑、经络学说为理论基础，用手法作用于人体体表的特定部位以调节机体生理、病理状况，达到理疗目的的物理治疗方法。

按摩古称按蹻。春秋战国时期，扁鹊用按摩、针灸等方法成功抢救虢太子。

三国时期，开始形成按摩与导引、外用药物配合应用的方法，出现了膏摩、火灸。华佗云：“伤寒得始，一日在皮肤，在膏摩火灸即愈。”他根据虎、鹿、熊、猿、鹤的动作，创造了最早的按摩导引术“五禽戏”。

魏、晋、隋、唐时期，设有按摩科，又相应建立了按摩医政，在官府重视下有组织地开展按摩教学活动。《按摩导引经十卷》、《诸病源候论》等按摩专

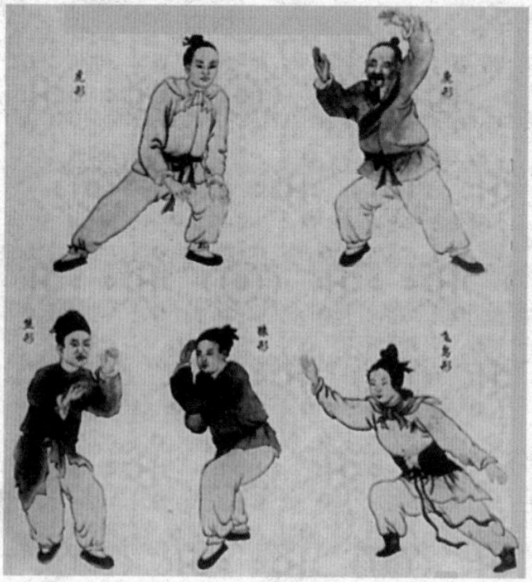

五禽戏

著问世，基本形成了系统的按摩疗法。

宋、金、元时期，还将按摩用于妇科催产，对处理难产已经积累了丰富的实践经验。

明代，《小儿按摩经》、《小儿推拿方脉活婴秘旨全书》、《小儿推拿秘诀》等小儿推拿按摩方面的专著相继问世。

清代，按摩术遭到政府的冷落。但在民间仍有发展，特别是小儿推拿比较盛行，对伤科病也进行了系统的总结，《医宗金鉴》中把摸、接、端、提、按、摩、推、拿列为伤科八法。

鸦片战争后，按摩疗法和中医同学遭凄惨命运。直至建国后，才重又走上健康发展轨道。目前按摩推拿治疗已涵盖内、外、妇、儿、五官诸科疾病。

中医按摩分类

保健按摩 是用手在人体皮肤、肌肉、穴位上施行各种手法，调整功能，调节体内信息，增强体质，健美防衰。包括表面按摩法、揉捏池颈法、棉布摩擦法、背腰部的法、拍打法、四肢抽抖法等，运用灵活，便于操作，使用范围广。

运动按摩 是体育与卫生的结合，按摩可以帮助运动员克服赛前部分机能失调，调整和保护他们良好的竞技状态，消除赛后疲劳，加速体能恢复。

减肥按摩 按摩能够大量消耗和祛除血管壁的脂类物质，扩张毛细血管，增加血液流量，改善微循环。物理疗法，颇受肥胖者及爱美女士之青睐。

医疗按摩 又称推拿疗法、伤科按摩为中医外治疗法之一。

如何找准穴位

穴位是人体脏腑经络气血输注出入的特殊部位。穴即空隙，穴位又称节、会、气穴、气府、孔穴、穴道、腧穴。腧穴并非孤立于体表的点，而是与身体深部

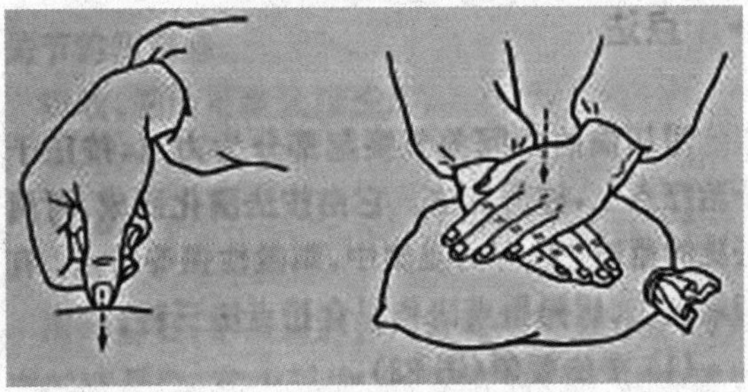

按摩法

组织器官密切联系、双向互相输通的特殊部位，是疾病的反应点和治疗的刺激点。

找腧穴，可以采用这样的方法：

找反应：身体有异常，穴位上便会出现反应。

压痛：手压感觉有痛感。

硬结：手指触摸感觉有硬结。

感觉敏感：稍微刺激皮肤即有刺痒感觉。

色素沉淀：皮肤出现黑痣、斑等变化。

温度变化：反应部位与周围皮肤有温差，发凉或者发烫。

记分寸：以手指作为找穴位的尺度，成人大拇指指间关节宽度约“一寸”，食指和中指并列从指尖算起的第二关节的宽度约“两寸”，四指并拢，第二关节的宽度约“三寸”。

找骨骼：低头时，脖子后正中最突出的凸骨为第七颈椎，紧接着的凸骨为第一胸椎，两边肩胛骨最下端与第七胸椎骨的突起在一条线上，腰左右两侧腰带位置突出的骨头与第四腰椎的突起在一条线上。

推拿常用手法

推法 用手指或手掌着力于

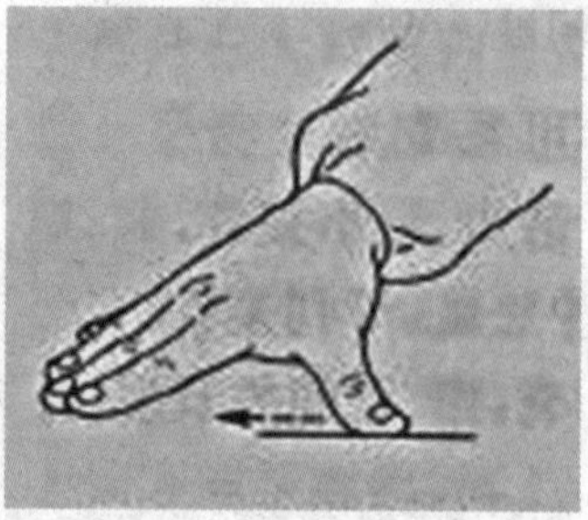

推法

穴位或部位，单方向直线推动。适于头面、四肢、胸腹部，可疏风散寒、活血化瘀、理气止痛、舒筋通络。

拿法 拿，捏而提起。以大拇指与其他四指中的任意一指或几指相对，拿起部位或穴位，一拿一放交替进行。可开窍醒神、祛风散寒、舒筋通络，适于颈项、肩背和四肢。

按法 用指腹或手掌着力下压穴位或部位，保持一定压力停留片刻，稍加揉动。指按法适于全身各处穴位，掌按法适于背腰四肢。可通经活络、缓解痉挛、调理关节。

摩法 以手掌附着于穴位或部位，于其上环形移动抚摩。多用于腹部，亦用于跌打肿痛较剧

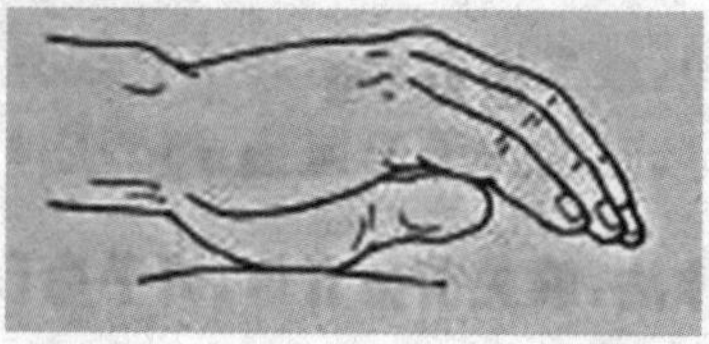

揉法

者，可缓止痛、调和气血、和中理气、消积导滞。

揉法 以手指、鱼际、掌根及手掌，在部位或穴位轻揉和缓地旋转揉动。适于头面、胸腹、四肢，可疏通经络、消肿散结、化瘀止痛、调中和胃。

擦法 以掌根大或小鱼际着力，在较长体表上快速来回摩擦。多配以红花油、葱姜水等推拿介质。可振奋阳气，温通经络、行气活血、化瘀散结、祛风散寒、理筋止疼、健脾和胃的功效。

搓法 以两手掌夹住病人肢体，相对用力快速搓揉，同时上下往返移动。可调和气血、舒筋通络的作用。多用于四肢，常作为推拿的结束手法。

摇法 一手抓住患者肢体远端，另一手扶住被摇的肩关节、腕关节、髋关节，以该关节为支点，作肢体最大范围的环形往复摇动。可滑利关节、松解黏连、恢复关节功能。多用于半身不遂、肢体

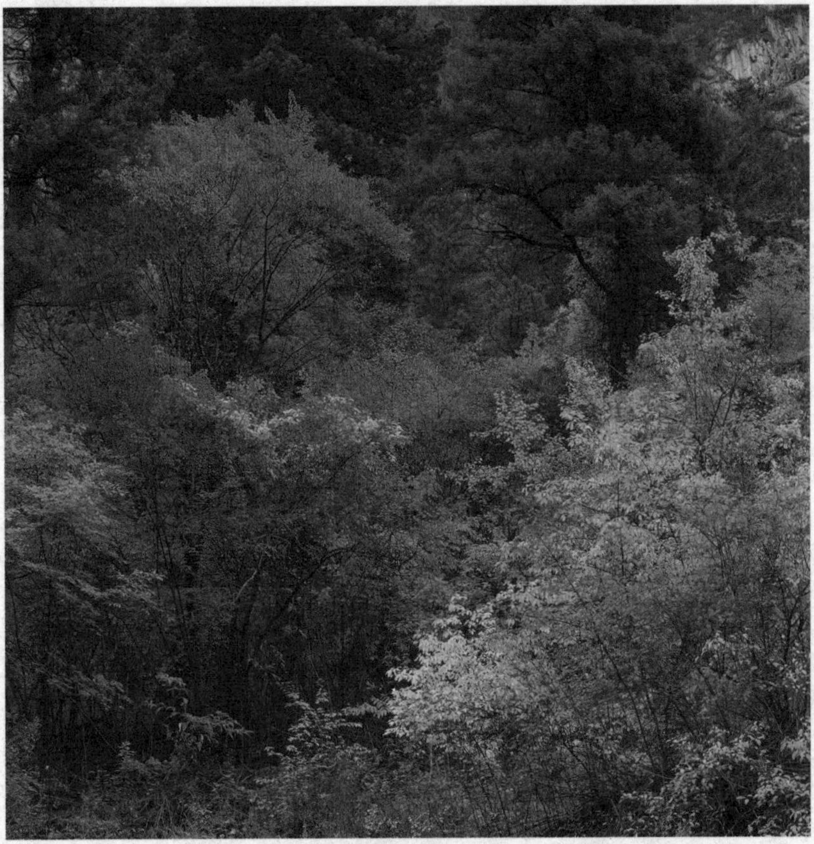

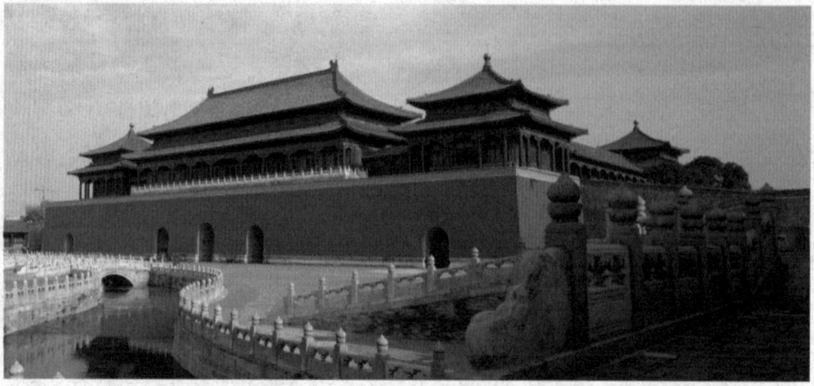

麻木、肩周炎诸症。

捻法 以拇指与食指、中指或食中指相对，捏住患者手指或脚趾搓揉。可理筋通络、滑利关节，多用于半身不遂、颈椎病，指端麻木疼痛诸症。

点法 以指端、指间关节或肘部按压患者部位或穴位上，逐渐用力下压。常用于脘腹部、背腰部和四肢。可温通经络、调理脏腑、活血止痛。适于肚腹疼痛、四肢疼痛诸症。

抖法 以双手握住病人肢体远端，用力快速、连续、小幅度上下颤动。可通经络、理筋骨、利关节。常作为推拿的结束手法使用。

拍法 以手五指微曲，形成空心虚掌，稍用力于患处拍打动作。常用于颈肩、腰背、四肢。可疏理气机、活血通络。

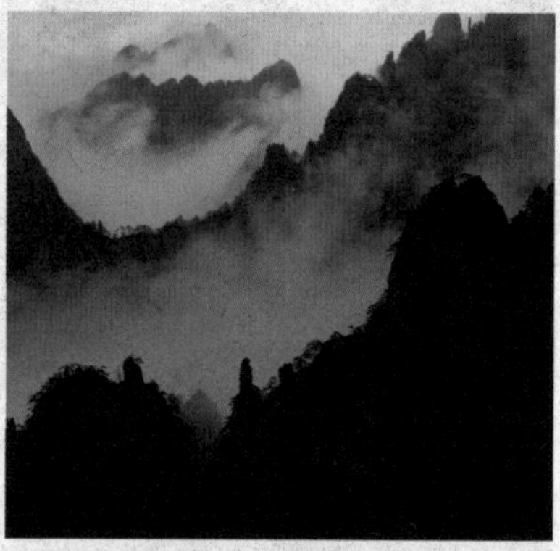

青少年应该知道的

中医中药

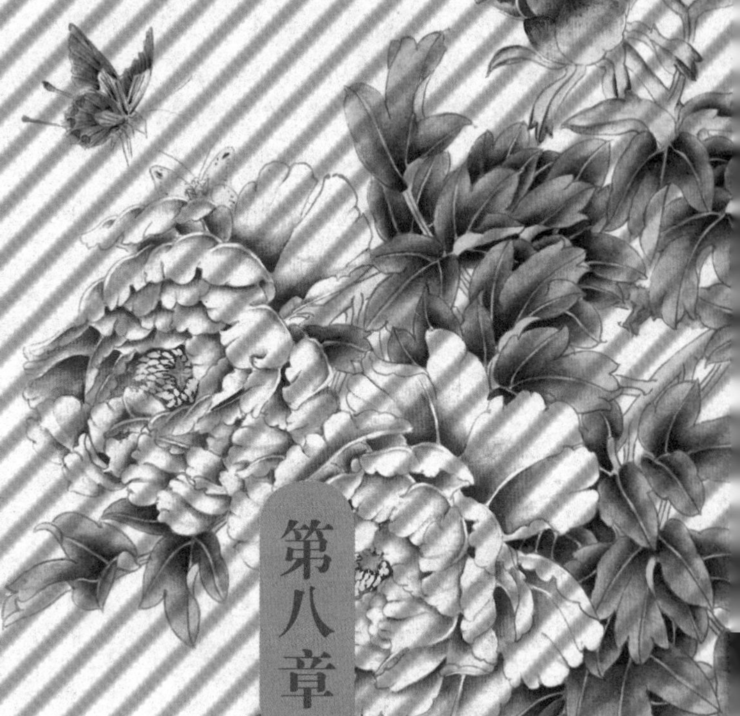

第八章

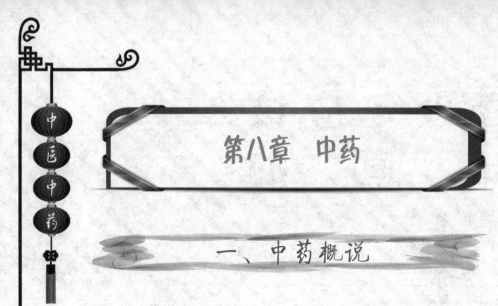

第八章 中药

一、中药概说

什么是中药?

中药是相对西药而言的，它是对我国传统药物的总称。包括中药材、中药饮片和中成药等。中药又分为熟药和草药，熟药是经过人工加工炮制而成的，草药是采集来未经加工的药用部分。

在考古出土的钟鼎文里，已有药字出现，东汉许慎所著《说文解字》解释为“治病之草，从草，乐音”。

古代本草书籍载中药逾 3000 种，目前经整理达 8000 余种。

中药主要来源于植物、动物、矿物，还有少量人工合成加工品。植物药占中药的 80%。李时珍《本草纲目》说：“诸药草药最多，诸药以草为本。”由于中药的来源以植物性药材居多，而植物药使用又最广泛最普遍，古来相沿把药学称为本草学。近代，随着西医在我国的传播，本草学逐渐称为“中药学”。

从产地考察，绝大多数中药

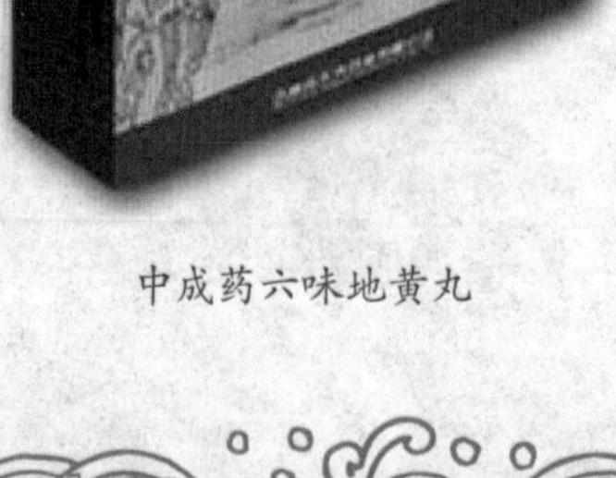

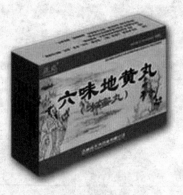

中成药六味地黄丸

【知识小百科】

中成药：中成药是以中草药为原料，经制剂加工制成各种不同剂型的中药制品，包括丸、散、膏、丹各种剂型，是有效方剂的精华。

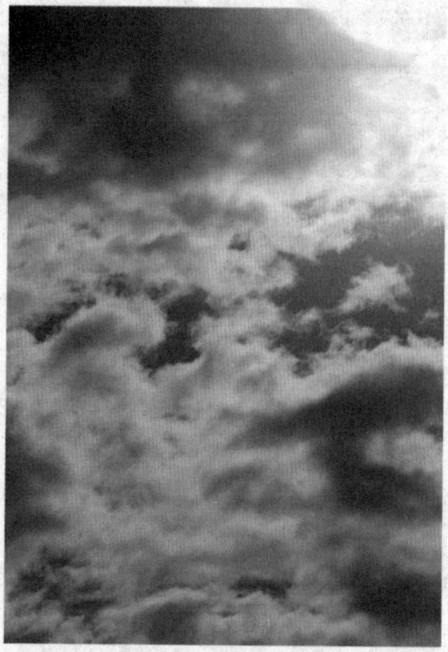

最初都出产于中国。中医对中药的认识使用以中医理论为基础，具有独特的理论体系和应用形式。中药充分反映了中国历史、文化、自然资源的若干特点。

道地药材

道地药材，也称地道药材，是优质药材的专用名词，指历史悠久、产地适宜、品种优良、产量宏丰、炮制考究、疗效突出、带有地域性特点的药材。

各地自然条件差异大，导致药材品质差异。四川的黄连、川芎、贝母、附子，江苏的薄荷、苍术，广东的砂仁，东北的人参、细辛、五味子，云南的茯苓，河南的地黄，山东的阿胶都是道地药材。

植物类药物采收

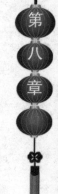

1、全草、茎枝及叶类药物多在夏秋季节采集，益母草、薄荷等多年生草本常割取地上部分，植物矮小及必须带根用的药物则连根拔起。

2、根和根茎类药物，秋季地上部分开始枯萎或早春抽苗时采集，产量高，质量好。孩儿参、半夏、延胡索等则在夏天采收。多数的根及根茎类药物需生长一年或以上才能采收供药用。

3、花类药物多在花蕾时期或刚开时候采集。有的植物花期短，应分次及时采集，如红花要采花冠由黄变红的花瓣，花粉粒需盛开时采收，松花粉、蒲黄等采花宜在晴天早晨，以便采后迅速晾晒干燥。

4、果实类药物除青皮、桑椹等采用未成熟果实的，宜于果实成熟时采集。

5、种子通常在完全成熟后采集。牵牛子、急性子（凤仙花子）

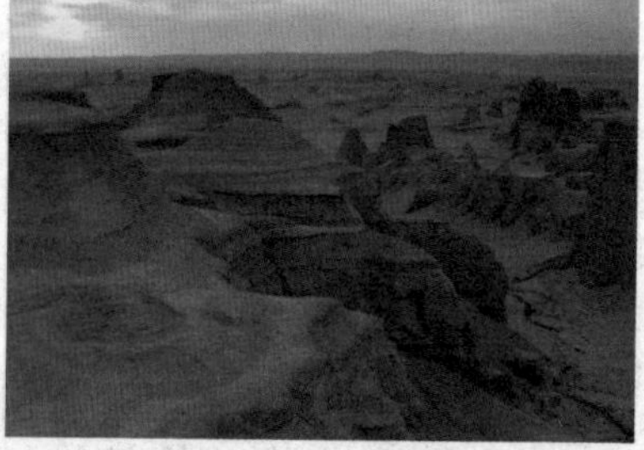

等的种子宜果实成熟未开裂时采集。车前子、紫苏子等既用全草又用种子的药物，可在种子成熟时，割取全草，将种子打下后分别晒干贮藏。

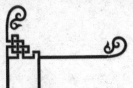

6、树皮和根皮类药物通常在春夏间剥取，剥树皮时应注意不能将树干整个一圈剥下，以免影响树干的输导系统，造成树木的死亡。

动物药，蚯蚓、蟋蟀等潜藏在地下的小动物，宜夏秋季捕捉。

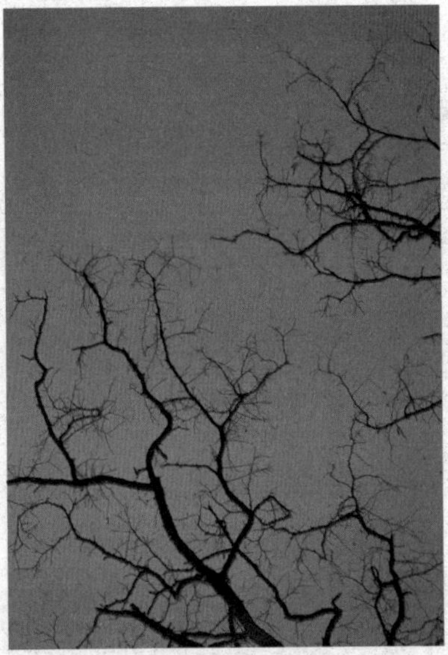

大动物一般宜在秋冬季猎取，鹿茸须在雄鹿幼角末角化时采取。

采收药物时的其他注意事项：

1、留根保种：多年生植物，地上部分可以代根用的，尽量不要连根拔；必须用根或根茎的，应该注意留种。挖掘栝楼天花粉，一般只应挖取雄株的块根。用全草的一年生植物，大量采集时应留下一些茁壮的植株，以备留种繁殖。用叶的药物应尽量摘取密集部分。

2、充分利用：各部分均可入药的多年生植物，宜用地上或产量较多的部分。还应注意将可作药用的树皮、根皮、全草等收集起来，整理以供药用。

3、适当种植：对于本地难以采集或野生较少的品种，可以适当地引种繁殖。

药物的贮藏

植物类药品，采集后应先除去泥土杂质和非药用部分，洗净切断，除鲜用外，晒干或阴干、烘干，分别保藏。五味子、女贞子、莱菔子、葶苈子、白芥子等须放在密封的瓮内。益母草、木贼草、夏枯草、大青叶、板蓝根、首乌藤等没有芳香性的可置于干燥阴凉处或木箱内。菊花、金银花、月季花等芳香性药物及花类，须置于石灰瓮内，以防受潮霉变。种子类药物要防虫鼠。蕲蛇、乌梢蛇、蜈蚣、地鳖虫、胎盘等动物药及脏器组织，烘干后，应置于贮有石灰的缸中，冷暗干燥的地方，以防虫蛀或腐烂。

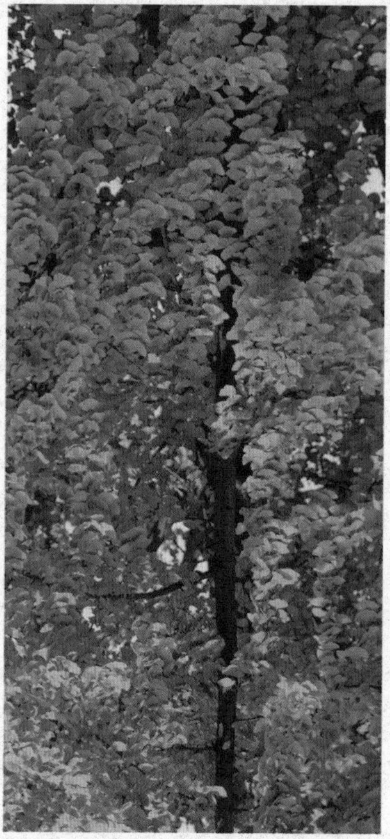

石膏、滑石、灵磁石等矿物药宜置于木箱内，芒硝、硼砂须置于瓮内盖紧以防受潮。

剧毒药物宜单独贮藏，库房须保持清洁干燥，防虫、鼠侵蚀，药物须勤翻晒。前胡、羌活、独活、甘遂、当归等易生虫蛀或易受潮发油的药物，须常检查，以防霉蛀变质。

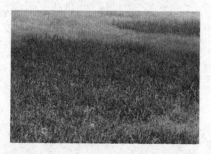

中草药的炮制

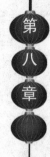

炮制，又称炮炙，是药物在制成各种剂型之前对药材的整理加工以及加热处理。目的是消除或减少药物的毒性、烈性和副作用，改变药物的性能，便于制剂和贮藏，使药物洁净、便于服用。

【知识小百科】

中药的炮制目的：1、消除杂质和非药用部分，使药疗效可靠。2、改变药性，增强药效。3、降低或消除毒、副作用。4、矫味、矫臭。5、便于制剂、煎服、贮藏。

炮制方法

洗 将原药放在清水中，经过洗涤去净药物表面的泥沙杂质，从而达到洁净卫生的目的。应注意浸洗的时间不要过长，以防止有效成分溶于水中。

漂 将龟板、鳖甲、乌贼骨等有腥气，昆布、海藻等有咸味，

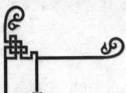

乌头、附子等有毒性的药物，用多量清水反复浸漂，经常换水，能漂去这些气味或减少毒性。

泡 用药物汁水浸泡降低原药的烈性或刺激性，如用甘草水泡远志、吴茱萸。

渍 在药物上喷洒少量清水，使药物柔软，便于切片。浸泡后药性易于走失的药物，宜用此法。

水飞 研粉方法之一，适于朱砂等矿石、贝壳类不易溶解于水的药物，使药物粉碎得更加细腻，便于内服外用。先将药物打成粗末，再置于研钵内与水同研，倾取上部的混悬液，如此反复操作，研至将细粉放在舌上尝之无渣为度。

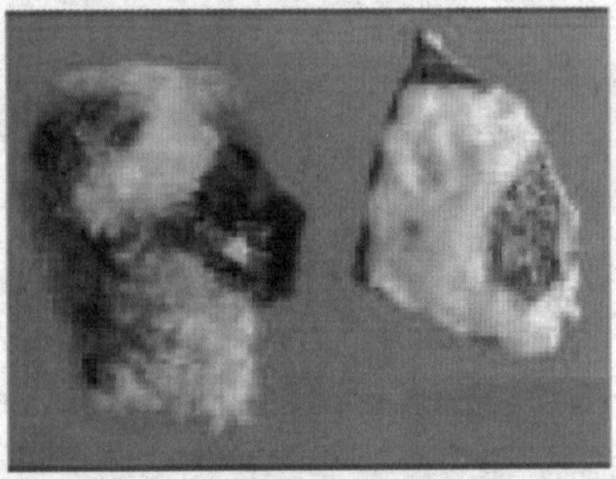

朱砂

煅 将药物通过烈火煅烧，使之质地松脆，易于粉碎，充分发挥药效。

直接火 适于磁石、牡蛎等矿石和贝壳类不易碎裂的药物。将药物置于铁丝筛网上，于无烟烈火中煅烧，煅的程度视药物性质不同而定。矿石类须煅至红色，贝壳类煅至微红冷却后呈灰白色。

焖煅（间接烧） 陈棕、人发等体轻质松药物适用。将药物置于铁锅内，覆以较小铁锅，盐泥固封锅边，小铁锅上压一重物，使不漏气，烧至滴水于小铁锅上立即沸腾，或以白纸贴于小锅上，当纸烤焦为止，待冷却后取出。

炒 将药物置锅中加热，以铁铲铲动，炒至一定程度取出。炒的方法如下：

清炒 不加辅料，用文火将药物炒至微焦发出焦香气味为度。

麸炒 将饮片加蜜炙麸皮同炒，拌炒至片子呈微黄色为度。

清炒、麸炒，目的是缓和药性。加其它辅料拌炒，有酒炒、醋炒、姜汁炒等。

炒炭 用较旺火力，将药物炒至外焦似炭、内里老黄或棕褐色而不灰化，“炒炭存性”。大多为增加收涩作用。

炮 与炒炭基本相同，但要求火力猛烈，操作动作要快，使须切成小块的药物体积膨胀松胖，如干姜用此法加工成为炮姜炭。

煨 简易煨法是将药物用草纸包裹二三层，于清水中浸湿，置文火上直接煨至草纸焦黑内熟取出，煨生姜用此法。主要作用在于缓和药性和减少副作用。

炙 将药物加热拌炒。常用的有：

蜜炙 加炼蜜拌炒。铁锅、铲刀用清水洗净拭干，烧热铁锅，倒入炼蜜，待蜜化烊略加清水，放入药片反复拌炒，炒至蜜汁吸尽，再喷洒少许清水炒干，以药物不粘手为度。炙紫苑、炙兜铃、炙黄耆、炙甘草等用此法。药物用蜜炙，取其润肺、补中、矫味作用。

砂炙 用铁砂与药物拌炒。铁砂炒热呈青色后，倒入药物拌炒至松胖为度，取出，筛去铁砂。山甲片、龟板、鳖甲等经过砂炙后变松脆，易于煎取药汁，或研粉制丸。

烘与焙 用微火加热药物使之干燥。

蒸 利用水蒸气蒸制药物。改变药物原有性能，如生大黄有泻下之功，经蒸制成为熟大黄，用其清化湿热、活血祛瘀作用。矫味作用，女贞子、五味子经蒸制能减少其酸味。

煮 将经过整理及洗净的原药，置于锅内用清水与其它辅助药料同煮至熟透。如附子、川乌与豆腐同煮可减少毒性。

淬 将药物加热烧后，趁热投入醋或其他药物所煎的浓汁中，使之充分吸收入内。如灵磁石、代赭石用醋淬，制甘石用药汁淬。淬能使药物酥松易于粉碎，因药汁的吸收可改变其性能。

二、中草药性能

四气五味

四气五味即药物的药性和滋味。“性”又称为“气”。

四气 指寒、热、温、凉四种药性。寒凉和温热是对立的两种药性，温次于热、凉次于寒。药性平和，称为平性。平性药的作用不显著，一般仍称四气。

寒凉药，可清热、泻火、解毒，常用来治疗热性病症。温热药，可温中、助阳、散寒，常用来治疗寒性病症。若感受风寒，怕冷

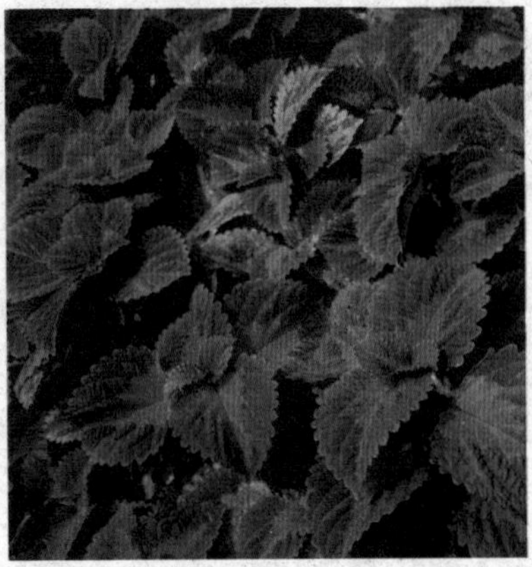

发热，流清涕，小便清长，舌苔白，为寒的症状，用药性温热的紫苏、生姜煎汤饮服，可以发汗，消除上述症状。若生疔疮，热疔，局部红肿疼痛，甚至小便黄色、舌苔发黄，或有发热，畏热症状，可使用药性寒凉的金银花、菊花治疗。

临床上，按照“疗寒以热药、疗热以寒药”和“热者寒之、寒者热之”的原则进行治疗。

五味 指辛、甘、酸、苦、咸五种滋味。

辛可发散、行气、润养。发汗与行气的药物，补养药物，大多数有辛味。

甘可滋补、和中、缓急。滋补性及调和药性的药物，大多数有甘味。

酸可收敛、固涩。带有酸味的药物，大都具有止汗、止渴等作用。

苦可泻火、燥湿、通泄、下降。具有清热、燥湿、泻下和降逆作用的药物，大多有苦味。

咸可软坚、散结、泻下。能消散结块和部分泻下通便的药物，大多带有咸味。

五味以外，还有淡味、涩味。能渗利水湿、通利小便的药物，大多数是淡味。一般将淡味归于甘味。涩有收敛止汗、固精、止泻及止血作用。涩味和酸味的作用相同。习惯上仍称“五味。

中药性味功能口诀 中药品种多，性能各不同，寒凉能清热，温热祛寒用，辛味能行散，甘缓能补中，苦味能泄降，酸涩收敛功，咸味能软坚，淡渗利水通，甘寒能养阴，芳香必止痛，麻舌常有毒，香窜开窍能，气味相结合，配伍贵变通。

归经

归经，指药物对于人体某些脏腑、经络的特殊作用。疾病有寒、热、虚、实不同性质，用药须有温治寒症、清治热症、补治虚症、泻治实症的区分。温肺的药物，未必能暖脾。清心的药物，末必能清肺。补肝的药物，未必能补肾。泻大肠的药，未必能泻肺。运用归经学说要与药物性味、补泻、升降浮沉相结合，与各脏腑间的用药相兼顾，不可执一而废它。如入肺药有麻黄、干姜、黄芩、百合、桑白皮、葶苈子，肺病咳嗽有寒热虚实之别，宜以麻黄、干姜温肺之寒以疗咳，黄芩、桑白皮清肺泄热以止咳，百合滋补肺虚而止咳，葶苈子泄肺实而止咳。

升降浮沉

升是上升、升提，能治病势下陷的药物，都有升的作用。降是下降、降逆，能治病势上逆的药物，都有降的作用。浮是轻浮、上行发散，能治病位在表的药物，都有浮的作用。沉是重沉、下行泄利，能治病位在里的药物，都有沉的作用。

凡升浮的药物，都能上行、向外。升阳、发表、散寒、催吐的药物，药性都是升浮的。凡沉降的药物，都能下行、向里。清热、泻下、利水、收敛、平喘、止呃的药物，药性都是沉降的。

病势上逆者，宜降不宜升，如胃气上逆的呕吐，宜用姜半夏降逆止呕，不宜用瓜蒂等涌吐药。病势下陷，宜升不宜降，如久泻脱肛，宜用黄耆、党参、升麻、柴胡等益气升提，不宜用大黄等通便药。病位在表，宜发表不宜收敛，因表症须发汗解表，宜用紫苏、生姜等升浮药，不宜用浮小麦、糯稻根等收敛止汗药。病位在里，宜用清热、泻下或温里、利水等沉降药，不宜用解表药。如肝阳上逆的头痛，误用升散药，会造成肝阳更为亢盛的情况。脾阳下陷的泄泻，误用泄降药，会造成中气更为下陷，以致久泻不止。

升降浮沉与性味、质地

味属辛甘，性属温热的药物，多为升浮药。味属苦、酸、咸，性属寒凉的药物，多为沉降药，即“酸咸无升，辛甘无降，寒无浮散，热无沉降”。

花叶及质轻的药物，多为升浮药。种子、果实、质重的药物，多为沉降药。

通过药物的炮制，能使升降浮沉有所转化，如酒炒则升，姜制则散，醋炒则敛，盐制则下行。

配伍

配伍，是按照病情需要和药物性能，有选择地将两种以上的药物合在一起应用，对于临床处方具有重要意义。

医药萌芽时期，治疗一般都是采用单味药，后逐渐由简到繁。

药性“七情”

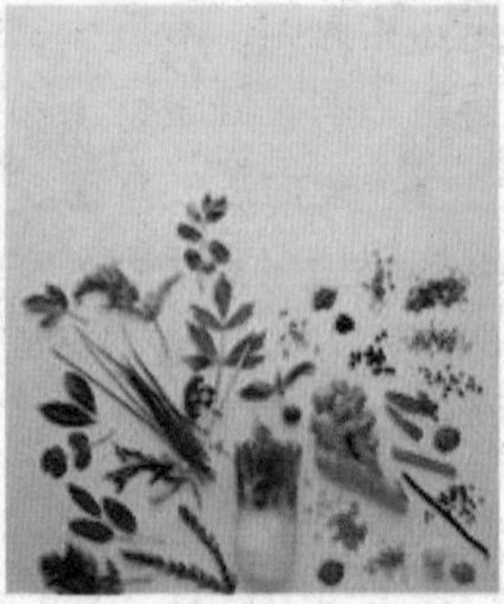
栝楼

单行是单用一味药来治疗疾病，简便廉验。如用马齿苋治疗痢疾；独参汤单用一味人参大补元气，治疗虚脱。

相须是功用类似的药物，配用具有协同作用，可加强疗效，如石膏、知母都能清热泻火，配用作用更强。大黄、芒硝都能泻下通便，配用后作用更为明显。

相使是用一种药物作为主药，配合其他药物来提高主药的功效。如脾虚水肿，用黄耆配合茯苓，可加强益气健脾利水的作用。胃火牙痛，用石膏清胃火，再配合牛膝引火下行，促使症状更快消除。

相畏是一种药物的毒性或有害作用能被另一种药抑制或消除。如生半夏的毒性，可用生姜消除。

相杀是一种药能消除另一种药物的毒性反应，如防风能解砒霜毒性、绿豆能减轻巴豆毒性等。

相恶是两种药配合应用以后，一种药可以减弱另一种药物的药效。如人参能大补元气，与莱菔子同用，就会损失或减弱补气功能。

相反是两种药物配合应用后，可能发生剧烈的副作用。

一般用药“当用相须、相使者良”。

使用毒性或具有副作用药物时要注意相畏、相杀，“若有毒宜制，可用相畏、相杀者”。

药物配伍，须“勿用相恶、相反者”。

十八反 甘草反大戟、芫花、甘遂、海藻，乌头反贝母、栝蒌、半夏、白蔹、白芨，藜芦反人参、沙参、丹参、玄参、苦参、细辛、芍药。

十九畏 硫磺畏朴硝，水银畏砒霜，狼毒畏密陀僧，巴豆畏牵牛，丁香畏郁金，川乌、草乌畏犀角，牙硝畏三梭，官桂畏石脂，人参畏五灵脂。

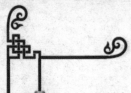

三、中草药分类

解表药 细辛 桂枝 防风 羌活 蔓荆子 葛根 柴胡 炒牛蒡子 蝉衣 荆芥 薄荷 桑叶 菊花 升麻

清热药 金银花 连翘 黄芩 黄柏 黄连 虎杖 栀子 重楼 柴胡 板兰根 蒲公英 地骨皮 知母 生地黄 玄参 胖大海 大血藤 赤芍 白头翁 牡丹皮

化痰止咳平喘药 炙麻黄 制半夏 川贝 浙贝 杏仁 炒苏子 炒莱菔子 炙百部 前胡 白前 桑白皮 葶苈子 炙紫菀 炙冬花 鱼腥草 炒白芥子 桔梗 浮海石 制远志

平肝熄风药 天麻 勾藤 炒僵蚕 炒地龙 蜈蚣 全蝎

祛风湿药 羌活 独活 木瓜 威灵仙 仙灵脾 海风藤 青风藤 制狗脊 骨碎补 防风 虎杖 香加皮 稀莶草 秦艽 鸡血藤 忍冬藤 续断 槲寄生 制南星 制川乌 制草乌 泽兰

活血化瘀药 当归 川芎 制元胡 郁金 丹参 桃仁 红花 炒地必虫 淮牛膝 川牛膝 制乳香 制没药 炙甲片 牡丹皮

行气药 陈皮 木香 炒枳壳 制香附 片姜黄 制元胡

止血药 白及 茜草 蒲黄炭

芳香化湿药 藿香 佩兰 壳砂仁 炒苍术 制川朴

消食药 炙鸡金 炒莱菔子

利水渗湿药 茯苓 泽泻 茵陈 炒车前子 米仁 金钱草 扁蓄 瞿麦 滑石 海金沙

安神药 炒酸枣仁 制远志 制五味子

补虚药 紫河车粉 鹿角片 炒杜仲 制山茱萸 枸杞子 党参 炒白术 黄芪 甘草 当归 炒白芍

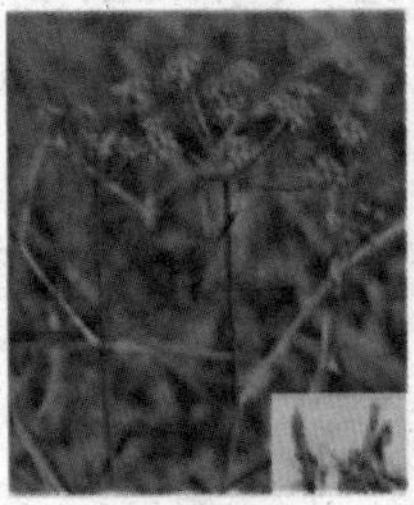

柴胡

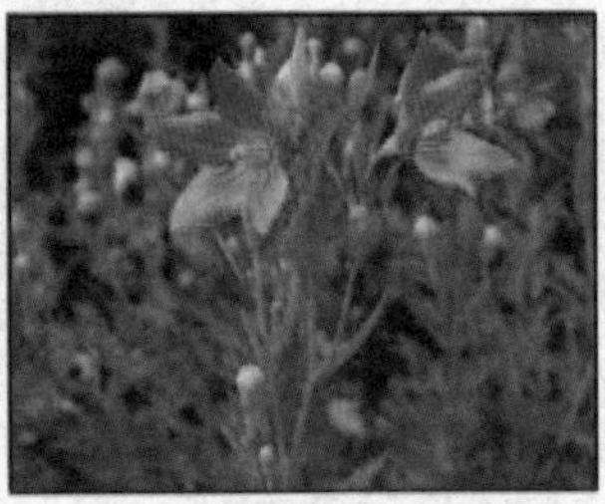

桔梗

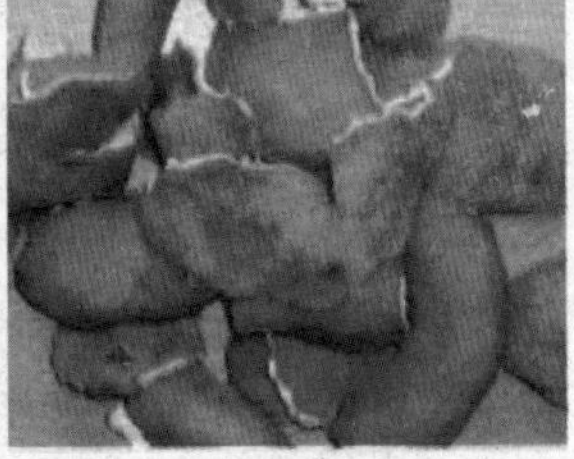

陈皮

熟地黄 麦冬 北沙参

泻下药 生大黄 火麻仁 郁李仁 大戟 牵牛子 甘遂 芒硝

【知识小百科】

中草药名歇后语：中草药品种繁多，使用历史悠久，有些药名用作歇后语，十分形象、生动，如口吃青果——先苦后甜、花椒大料——两味、水银泻地——无孔不入、一根灯草点灯——无二心（芯）、药铺里的甘草——少不了的一位（味）、蜜糖煮黄连——同甘共苦、天黄地黄——尘土飞扬、百合田里栽甘蔗——苦根甜苗。

解表药 能疏肌解表、促使发汗，用以发散表邪、解除表症的药物。根据性能，分为发散风寒、发散风热两类。

解表药多属辛散之品，辛能发散，可使外邪从汗而解，适于邪在肌表的病症。

1、感受外邪，具有恶寒、发热、头痛、身痛、无汗、脉浮等表症者。

2、表邪郁闭，麻疹透发不畅者。水肿或麻疹初期兼有表证者，其他疾病具有表证需发汗解表者。

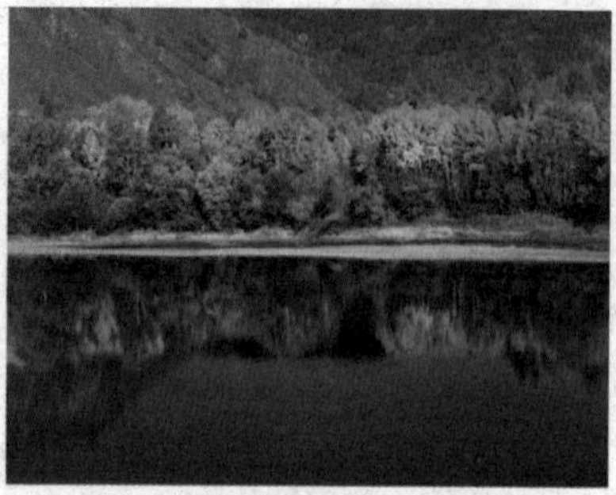

应用注意事项

1、虽有辛散发汗之共性，但性质有温、凉不同，须辨证准确。

2、发汗作用有强有弱，须视病症具体表现选择应用。汗出过多耗散阳气，损伤津液。凡自汗、盗汗、热病伤津以及阴虚发热等症，须慎用。

3、对发汗力较强的药物应控制用量，中病即止，以免发汗太过耗伤津液，导致亡阳亡阴。

4、温暖季节及东南地区用量宜小，寒冷季节及西北地区用量酌情增大。

5、一般忌用于表虚自汗、阴虚发热、久病体虚及失血等症。

6、不宜久煎，以免有效成份挥发而降低疗效。

清热药

清热药清解里热，药性寒凉，主要用于热病高热、痢疾、痈肿

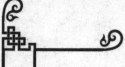

疮毒、以及目赤肿痛、咽喉肿痛等里热证候。多服久服能损伤阳气。阳气不足，脾胃虚弱者须慎用，真寒假热证候，忌用。

清热药分六小类

1、清热泻火药：能清气分热，对气分实热症，有泻火泄热的作用。

2、清肝明目药：能清肝火而明目，常用于肝火亢盛、目赤肿痛等症。

3、清热凉血药：专入血分，能清血分热，对血分实热有凉血清热作用。

4、清热解毒药：有清热解毒作用，常用于治疗各种热毒的病症。

5、清热燥湿药：药性寒凉，偏于苦燥，清热化湿，可用于湿热病症。

6、清虚热药：能清虚热、退骨蒸，常用于午后潮热、低热不退等症。

应用注意事项

1、品种繁多，性能各异，须根据热证类型及邪热部位，选择应用。

2、须根据兼杂病症适当配伍，表邪未尽里热又盛，宜配解表药同用。湿热者宜配利水渗湿药。热盛里实者宜配攻下药。热盛动风者，宜配息风药。热入心包、神志昏迷者，宜配开窍药。血热妄行者宜配止血药，邪热伤阴者宜配养阴药等。里热气血两燔，宜清气凉血相兼同用。

3、须中病即止，不可多服久服，以免伤阳。苦寒燥湿药伤阴，宜慎用。

4、须视病情轻重及药物质地，斟酌用量，注意用法。

【知识小百科】

附子与清热药的配伍：取附子之性用，去清热药之性而存其用，用治寒证。取清热药之性用，去附子之性而存其用，用治热证。附子与清热药并施而不悖，治疗寒热夹杂证（实热与虚寒夹杂）。扶正有助于祛邪，祛邪有助于正复，用于虚寒证或实热证。附子与清热化湿药同用，治疗湿热证。

泻下药

能攻积、逐水，引起腹泻或润肠通便的药物，称为泻下药。

泻下药用于里实症候，主要功用：通利大便，排除肠道内宿食积滞或燥屎。清热泻火，通过泻下解除实热壅滞。逐水退肿，

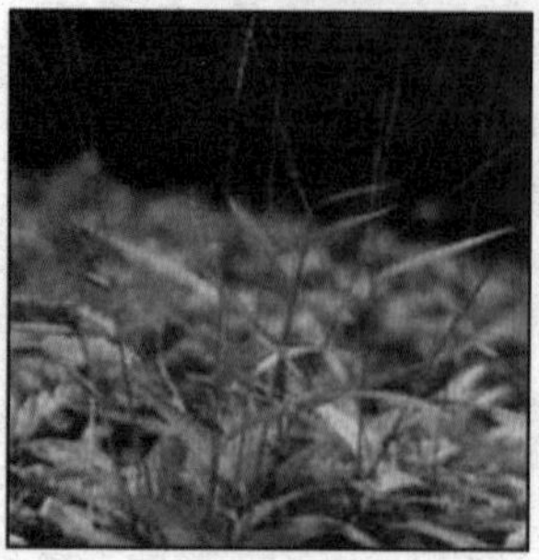

淡竹叶

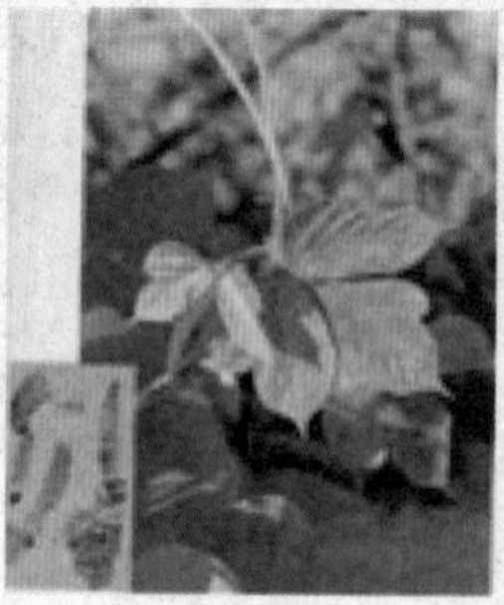

葛根

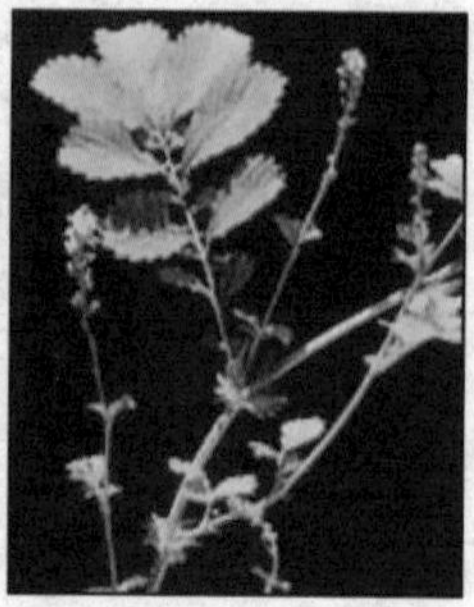

仙鹤草

使水邪从大小便排出，驱除停饮、消退水肿。

根据泻下作用，分攻下药、润下药、峻下逐水药。

应用注意事项

1、病重药轻，不能奏效，病轻药重，又易伤正。

2、因兼夹病症需配合其它药物同用，里实兼有表症者，宜与解表药配合应用，表里双解。里实而正虚者，攻补兼施，泻下而不伤正。

3、攻下药作用较猛，峻下逐水药尤为峻烈。这两类药物，奏效迅速，易伤正气，宜用于邪实正气不虚之症。久病正虚、年老体弱、妇女胎前产后、月经期等均应慎用或禁用。润下药作用较缓和，滑润大肠解除排便困难，且不致引起大泻，适于老年虚弱患者，妇女胎前产后等血虚或津液不足所致肠燥便秘。

4、部分攻下药和润下药，服后有腹痛反应，宜事前告知病患，以免疑惧。

利水渗湿药

通利水道，渗除水湿的药物称为利水渗湿药。可通利小便，排除体内水湿之邪，解除由此引起的各种病症，防止水湿日久化饮，水气凌心。

味多甘、苦、淡，性多寒、平。主要归肾、膀胱经，兼入脾、肺、小肠经。适于小便不利、水肿、淋症诸症。对湿温、黄疸、湿疮等水湿疾患，亦具疗效。

应用注意事项

1、功能有偏于利水渗湿、利水消肿、利水通淋以及利湿退黄之不同，应根据具体病情适当选用。

2、水湿病症，有兼热兼寒之分，应用时需配合清热与祛寒药同用。兼有脾虚不足，肾阳亏损者需配合健脾、补阳药同用。

3、为加强利水效能，膀胱气化失司，宜配伍通阳化气药同用，肺气失宣者宜配宣畅肺气药

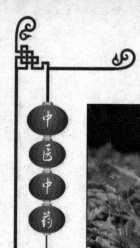

同用。

4、用量须适当掌握药效强弱，个别药物用量过大可致伤正，尤宜慎用。

5、凡细小种子或研成粉末者，入汤煎服宜于包煎。

6、阴虚不足者应慎用。

化湿药

化除湿浊，醒悦脾胃的药物，称为化湿药。大多气味芳香，又名“芳香化湿药”。使用后可解除湿困脾胃症状，又称为“化湿醒脾药”或“化湿悦脾药”。

性味大都辛温，归入脾胃，气味芳香，性属温燥或偏于温燥。适于湿困脾胃、身体倦怠、脘腹胀闷、胃纳不馨、口甘多涎、大便溏薄、舌苔白腻等症。对湿温、暑温诸症亦有疗效。

应用注意事项

1、功效有化湿、燥湿之不同，作用有缓弱、强烈之异，应据湿阻中焦程度适当选用。

2、适于寒湿中阻之症，常配合温里药同用。湿热之症，须配合清热燥湿药同用。兼气滞，宜配行气药。脾胃失运，宜配健脾和胃药。湿邪较重，宜与利水渗湿药相配伍。

3、化湿、燥湿，易于耗阴伤津，阴虚津少，舌绛光剥者宜慎用。

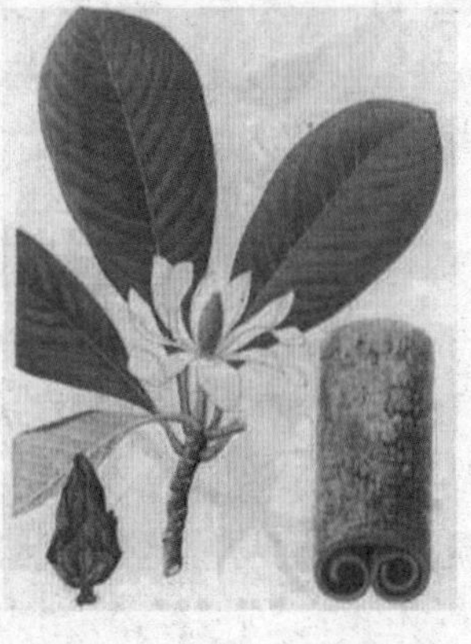

厚朴

4、多含挥发油成分而气味芳香，不宜久煎，有的应后下。

祛风湿药

祛除风湿，解除痹痛的药物，称为祛风湿药。

风寒湿邪侵犯人体，留于经络、筋骨之间，可以出现肢体筋骨酸楚疼痛、关节伸展不利，日久不治往往损及肝肾而腰膝酸痛，下肢痿弱。风湿痹痛者，须选用祛风湿药治疗。

味多辛苦，性寒温不一，主要归于肝肾二经。适于风湿痹痛，肢节不利，酸楚麻木、腰膝痿弱诸证，用于治疗祛除风湿，通利经络，补肝肾强筋骨，宜根据病情适当选用。

应用注意事项

1、根据病情分别选用祛风、

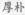

散寒、胜湿、补肝肾强筋骨方。

2、风寒湿邪偏胜之症，宜适当配合其它药物。风胜者宜选具祛风作用解表药，寒胜者宜选配祛寒药、湿胜者宜选配利水胜湿药。

3、风湿痹痛，每多夹有热邪、痰湿、瘀滞以及肝肾不足、气血亏损，宜分别与清热药、活血祛瘀药、化痰药、补益药配伍同用。

4、风湿痹痛或偏于身半以上或偏于身半以下，宜选用相适应的药物。

5、易于伤耗阴血。阴血不足者需慎用。

理气药

能调理气分舒畅气机的药物称为理气药。因其善于行散气滞，又称为行气药，作用较强者称为破气药。

大都味多苦辛，性多属温，能入脾胃肺肝经。分别具有理气宽中、行气止痛、宽胸止痛、疏肝解郁、降逆和胃作用。适于脾胃气滞，脘腹胀满疼痛，胸部气滞，胸痹疼痛，肝气瘀滞，胁肋胀痛，乳房胀痛或结块，月经不调，疝痛，胃气上逆，呕吐嗳气，呕逆诸症。

应用注意事项

1、须根据气滞病证的不同部位及程度，选择相应的药物。

2、气滞之证，病因各异，兼夹之邪各不相同，临床应用理气药宜作适当配伍。肺气壅滞，因外邪袭肺者，宜配合宣肺化止咳之品。痰热郁肺，咳嗽气喘者，宜配合清热化痰药。脾胃气滞兼有湿热之证者，宜配清利湿热之药。兼有寒湿困脾者，宜并用温中燥湿药。食积不化者酌加消食导滞药。兼脾胃虚弱者，宜与益气健脾药合用。

3、大多辛温香燥，易耗气伤阴，气弱阴虚者须慎用。

4、行气力强之品，易伤胎气，孕妇慎用。

5、多含有挥发油成份，不宜久煎，以免影响药效。

活血祛瘀药

通利血脉、促进血行、消散瘀血的药物，称为活血祛瘀药。其中作用较强者，又称破血药或逐瘀药。

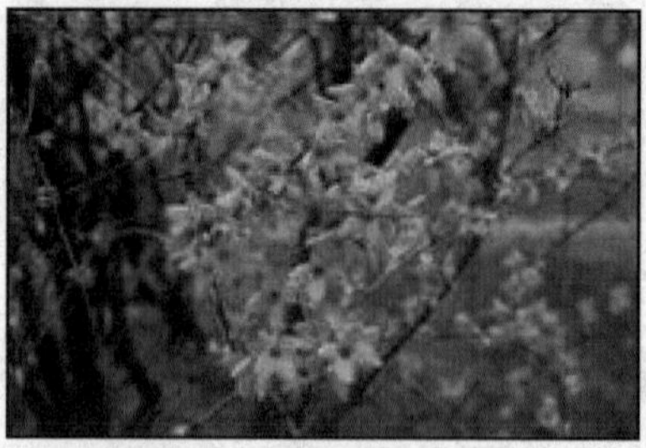

连翘

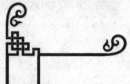

味多辛、苦、咸，性寒、温、平不一，主要归肝、心二经。适于瘀血阻滞引起的胸胁疼痛、风湿痹痛、症瘕结块、疮疡肿痛、跌扑伤痛，以及月经不调、经闭、痛经、产后瘀滞腹痛等病症。

应用注意事项

1、药性各有偏胜，需根据具体病情适当选用。

2、瘀血阻滞每兼气行不畅，为加强活血祛瘀作用，常配合理气药同用。瘀滞疮疡，又可配清热药同用。

3、本药每有伤血之虞，须注意用量，适当佐以养血药同用。

4、瘀血阻滞而气虚不足者，宜配补气药同用。

5、月经过多者、孕妇忌用或慎用。

【知识小百科】

中草药谚语：三月茵陈四月蒿，五月六月当柴烧。知母好刨，就怕拔毛。冬吃萝卜夏吃姜，不劳医生开药方。知母贝母款冬花，专治咳嗽一把抓。若要睡得好，常服灵芝草。细辛不过钱，过钱命相连。三分吃药，七分调理。三月三，荠菜当灵丹。不怕到处痛的凶，吃了元胡就要松。

消食药

消化食积的药物，称为消食药。又称消导药或助消化药。

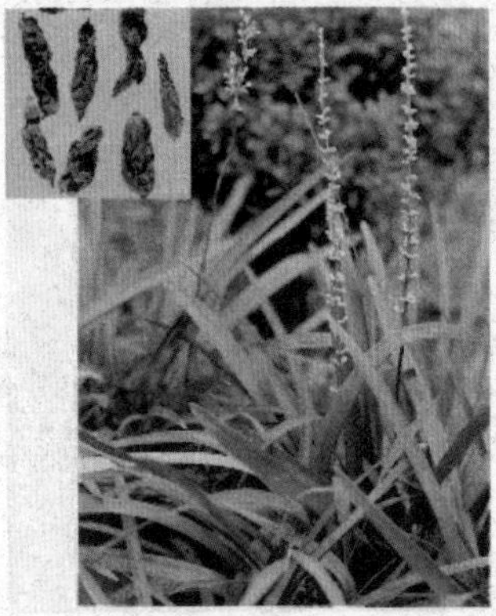

麦冬

主要适于食积停滞所致脘腹胀满，嗳气泛酸，恶心呕吐，不思饮食，泄泻、便秘等症。

脾胃虚弱宜配健胃补脾药。脾胃有寒宜配温中暖胃药。湿浊内阻宜配芳香化湿药。气滞宜配理气药。便秘宜配通便药。积滞化热宜配苦寒清热药同用。

大都性味甘平或甘温，归脾胃经。

应用注意事项

1、食积停滞有上中下之分，病在上脘恶心欲吐，宜以涌吐药使吐之。停积在下大便秘结，宜用泻下药以导之。惟在中焦，脘腹胀闷，嗳气吞酸，不思饮食者，宜以消导药治之。

2、一般食积停滞，常用山楂、六曲。症情较重者宜用鸡内金，轻者多用麦芽、谷芽。油腻肉积宜用山楂，米面食积宜用麦芽。食积腹泻，宜用焦山楂。兼见气滞，宜用莱菔子。

3、食积停滞，兼脾胃虚弱，纳呆泄泻，宜配健脾药同用。气滞胀闷，宜配理气药同用。恶心呕吐，宜配和胃降逆药同用。便秘，宜配泻下药同用。

4、授乳妇女应用消食药须忌用麦芽、六曲。服人参时忌用莱菔子。

驱虫药

驱除或杀灭肠寄生虫的药物，称为驱虫药。

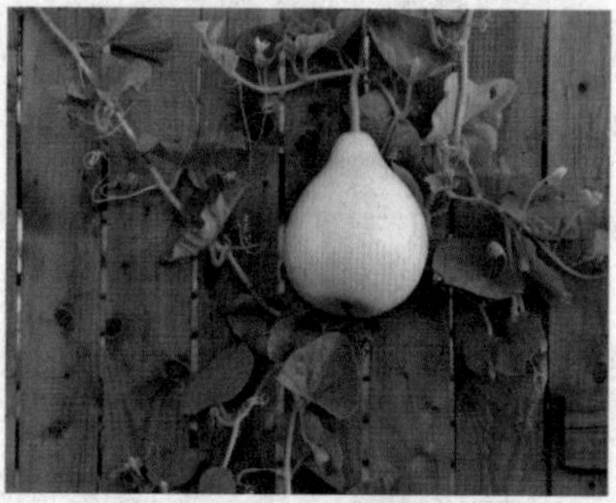

肠寄生虫，主要有蛔虫、钩虫、线虫、蛲虫等，除钩虫由皮肤接触感染外，余多由食污染虫卵食物而致。多可于患者粪便中检出虫卵，或形体消瘦，不思饮食，症状明显，或绕脐腹痛，时作时止。多食易饿或嗜食异物。钩虫病多面色萎黄、全身浮肿，蛲虫病则主要出现肛门瘙痒。

应用注意事项

1. 患虫病日久蝮有积滞，宜配消导药同用。脾胃虚弱宜配健脾药同用。体质虚弱宜配补虚药同用。

2、一般宜配泻下药，麻痹虫体促其迅速排出。据体质强弱，症情缓急，兼症不同，适当配伍。积滞，宜配消导药同用。脾胃虚弱，宜配健脾药同用。

3、空腹服药，药力充分作用虫体，奏效迅捷。作用较强，可引致副作用者，宜睡前服用。

4、虫积腹痛剧烈，宜待疼痛缓解后再行驱虫。

5、体弱者、孕妇应慎用药性峻烈或有毒之品。

化痰止咳平喘药

化除痰涎，制止咳嗽、平定气喘的药物，称为化痰止咳平喘药。

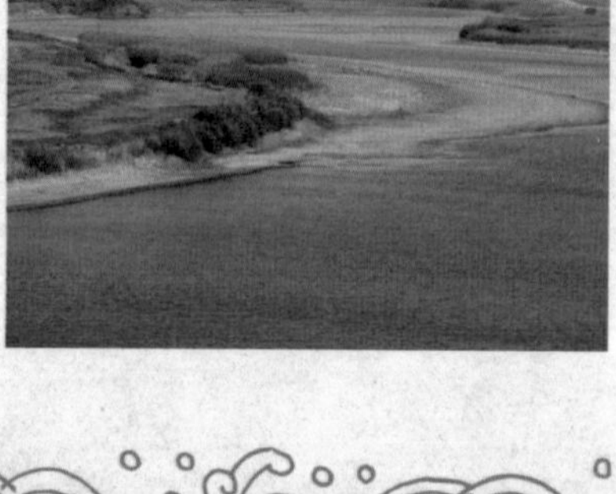

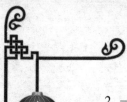

痰涎与咳嗽、气喘有一定的关系，咳喘每多夹痰，痰多亦每致咳喘。药物分别主化痰，化痰而不用于咳嗽气喘，主止咳平喘，止咳平喘却无化痰作用。

化痰药尚可用于瘰历、瘿瘤、癫痫、惊厥等症。

应用注意事项

1、凡有外感者宜配合解表药同用，虚劳者宜配合补虚药同用。

2、咳嗽而咯血，不宜用燥烈的化痰药，以免引起大量出血。

祛寒药

温里祛寒，用以治疗里寒症候的药物，称为温里药，又称祛寒药。性偏温热，具有温中祛寒及益火扶阳等作用，适于里寒之症。

所谓里寒，一为寒邪内侵，阳气受困，而见呕逆泻利、胸腹冷痛、食欲不佳等脏寒症，须温中祛寒，以消阴翳。一为心肾虚，

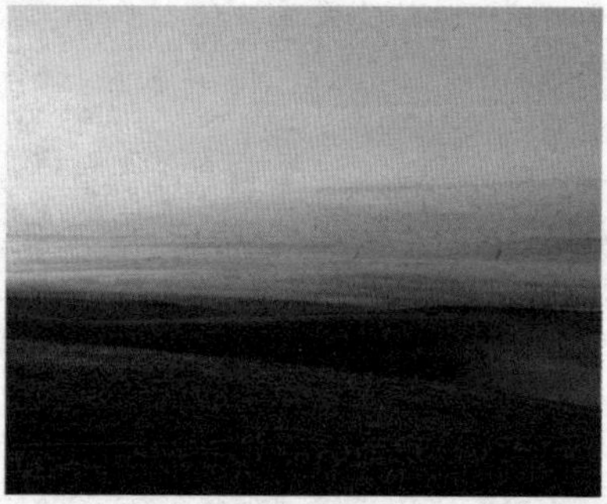

阴寒内生，而见汗出恶寒、口鼻气冷、厥逆脉微等亡阳症，须益火扶阳，以除厥逆。

应用注意事项

1、祛寒回阳、温肺化饮、温中散寒、暖肝止痛，须辨证选择。

2、性多辛温燥烈，易于伤津耗液，阴虚火旺、阴液亏少者应慎用。个别药物孕妇忌用。

3、外寒内侵表症未解，宜配合解表药同用。

4、炎热夏季，素体火旺者，剂量宜酌减。

5、附子、肉桂等，应用时须注意用量、用法。

开窍药

具有通关开窍回苏作用的药物，称为开窍药。善于走窜，通窍开闭，苏醒神识，适于热病神昏，惊风、癫痫、中风等病所致卒然昏厥症候。临床常作急救品。

应用注意事项

1、主要用于急救治疗神志昏迷，须掌握各药主治范围、用量、用法与禁忌。

2、治标之品，须选配相应药物进行治疗。高热神昏宜配用清热泻火、凉血解毒之品，痰湿蒙蔽心窍，须配化痰化湿之品，气郁暴脱须配理气药同用。

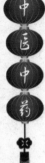

3、麝香、冰片、苏合香、樟脑，均须入丸散应用，不作煎剂。芳香走窜，易伤胎元，孕妇忌用。麝香、苏合香辛温走窜，阴虚阳亢者慎用。麝香、冰片、苏合香泄人元气，只宜暂用，不可久服。

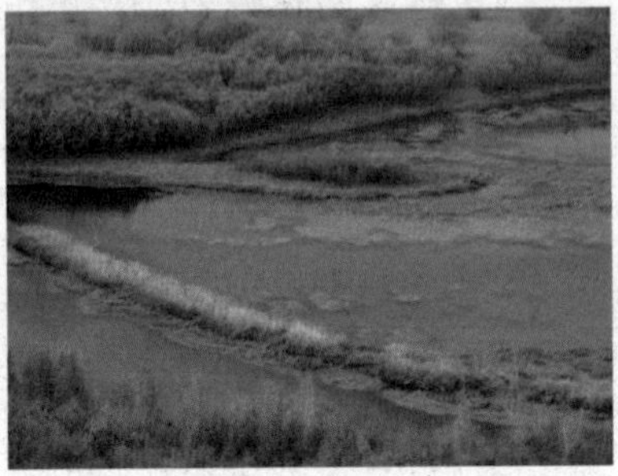

4、神志昏迷，闭症多见牙关紧闭，两手紧握，可用开窍药治之。脱症多见冷汗淋漓、肢冷脉微之症，治宜回阳救逆，益气固脱，不宜用开窍药。

5、神昏内闭症，寒闭者多见面青身冷、苔白脉迟，宜温开宣窍，须配祛寒药同用。热闭者多见面赤身热、苔黄脉数，宜凉开宣窍，须配清热药同用。

平肝息风药

平降肝阳、止息肝风作用的药物，称为平肝息风药。适于肝阳上亢、头目眩晕及肝风内动、惊痫抽搐诸症。

应用注意事项

1、因热引致，宜与清热泻

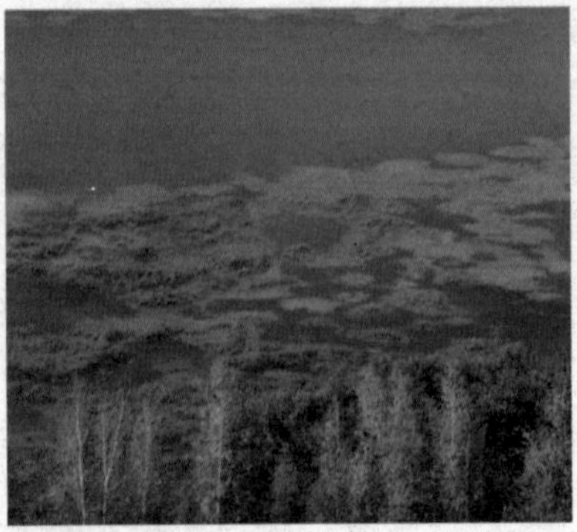

火药同用。因风痰引致，宜与化痰药同用。因阴虚引致，宜与滋阴药同用。因血虚引致，宜与养血药同用。

2、肝阳上亢有兼正不同，肝风内动有病因各异。肝阳上亢兼有肝阴不足，宜配滋养肝阴药同用。兼有肝火，宜配清泄肝火药同用。肝风内动，因高热动风，宜配清热泻火药同用。痰热惊痫，宜配清化痰热药同用。脾虚慢惊，宜配健脾药同用。阴血不足，宜配滋阴养血药同用。

【知识小百科】

平肝熄风：治疗由于肝阳上亢引致内风方法。患者苔薄质红，脉弦。头部掣痛，头晕目眩，口眼歪斜，舌头发硬，舌体偏斜抖动，语言不清楚，肢体发麻或震颤，可突然昏倒，手足拘急或抽搐。

3、偏于寒凉者，脾虚慢惊者非所宜。性偏温燥者，血虚伤阴者宜慎用。

4、矿石类介贝类药，生用时宜先煎。钩藤有效成分易被高热破坏，入汤剂应后下。羚羊角为贵重物品，一般入丸散服用。全蝎、蜈蚣有毒，用量不宜过大。

安神药

以镇静安神为其主要功效的药物，称为安神药。安神药有两类，矿石药及介类药，取重则能镇，重可去怯的作用，为重镇安神药，多用于实症。植物药取其养心滋肝作用，为养心安神药，适于虚症。

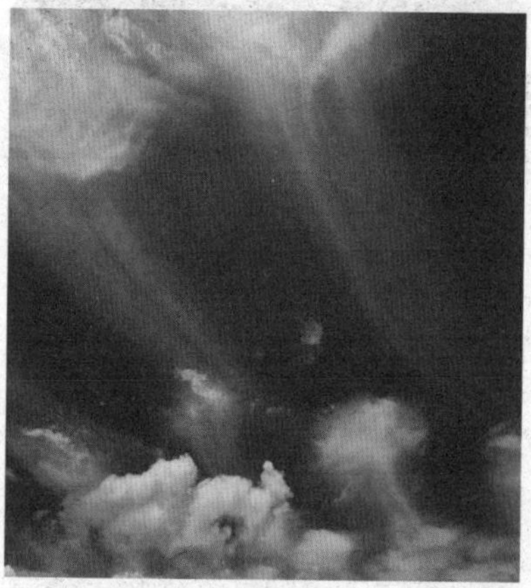

应用注意事项

1、虚烦失眠，心悸，宜配用重镇安神药。

2、神志不安有热扰心神、肝火亢盛、痰热扰心、阴血不能养心诸病因，应清泄心火或肝火，清热化痰，养阴补血。

3、矿石、介壳类药，易损胃气，不宜多服久服，脾胃虚弱者尤须慎用。

4、朱砂有毒，琥珀入煎易结块，远志能引起恶心呕吐，均应注意用量用法。

补虚药

补虚扶弱，治疗虚损不足的药物，称为补虚药，又称补益药。增强机体抗病能力，宜配合祛邪药，用于邪盛正虚。

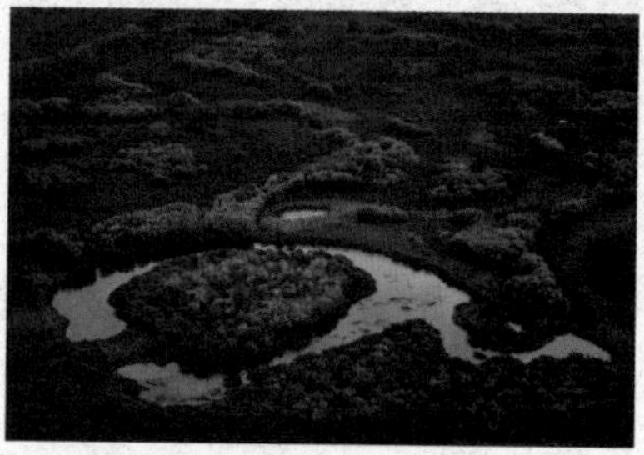

适于虚症。虚症，有气虚、阳虚、血虚、阴虚之别。补虚药亦分为补气药、助阳药、养血药、滋阴药。

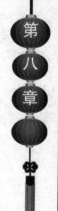

阳虚多气虚，气虚阳虚者机体活动能力衰退。阴虚多血虚，血虚阴虚者体内津液损耗。益气助阳，养血滋阴，往往相须为用。某些补气药兼具温补助阳作用，补血药大多有滋阴功能，治疗阳虚病症，常助阳药补气药兼用。治疗阴虚病症，常滋阴药养血药同用。气血两亏，阴阳俱虚，则气血并补或阴阳两补。

应用注意事项

1、须区别虚症类型及肺、肝、脾、肾之虚不同选用补虚药品。

2、素体不足，又兼邪实，须扶正祛邪相提并用，分别配伍解表药、清热药、利水药、化痰药、理气药、消食药同用。

3、素体不足而有各种滑脱的病症，可用补虚药配伍收敛药同用。

4、不宜真实假虚，大实有羸状之证。真虚假实，至虚有盛候者，当极用之。

5、邪实无虚病症、实邪未尽者，不宜用补虚药，以免留滞病邪。

6、服用人参者忌用萝卜、萝卜子及茶叶等。

7、日常进补取单味药物服用者，感冒、食滞、发热，应暂停服用。

收敛药

具有收敛固涩作用，治疗各种滑脱症候的药物，称为收敛药。又叫收涩药。

滑脱病症，包括自汗盗汗，久泻久痢，久咳虚喘，遗精滑精，溲多遗尿，白带日久，失血崩漏。不及时收招，可致元气日衰，或变生他症。

具有敛汗，止泻，固精，缩小便，止带，止血，止嗽等作用。

外感实邪未解或泻痢、咳嗽初起时不宜早用，以免留邪。

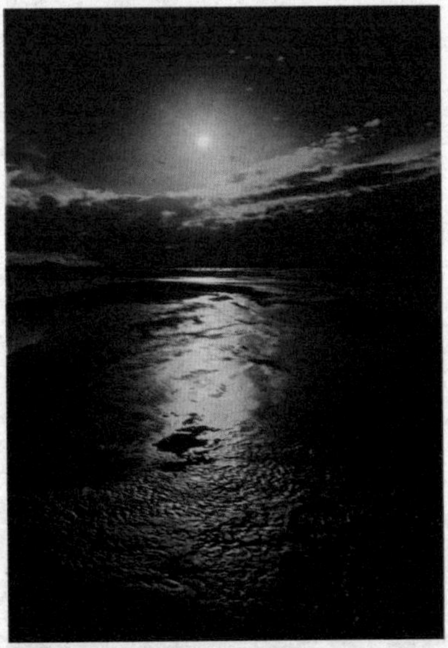

具有肾毒性的中药

苍耳子、鸭胆子、常山、白果、篦麻子、马钱子、半夏、雷公藤、班螯、铅粉、铅丹、密陀僧、雄黄、砒霜、白降丹、轻粉、水银等药物，具有肾毒性，可直接损害肾小管上皮细胞，发生广泛的近曲小管坏死，肾功能不全者应慎用。

红丹为由水银、火硝、白矾、皂矾、雄黄、朱砂炼制而成的汞制剂。主要成分氧化汞，及少量二硫化砷有毒,仅可外用,若内服,急性中毒者可致肾肿大、皮质增厚、肾小管上皮肿大坏死。

用量

用量是中草药临床应用时的分量。包括重量、数量、容量，体现于处方上。

1、药物的性质与剂量的关系：剧毒药物，用量宜小。一般药物，花、叶类或易煎出药物，用量不宜过大。矿物、贝壳类药物，用量宜大。新鲜药物用量宜大，干燥药物用量宜小。过于苦寒药物，多用损伤肠胃，剂量宜小且不宜久服。

2、剂型、配伍与剂量的关系：同样的药物，入汤剂比丸、散剂用量要大，复方应用比单味药用量要小。

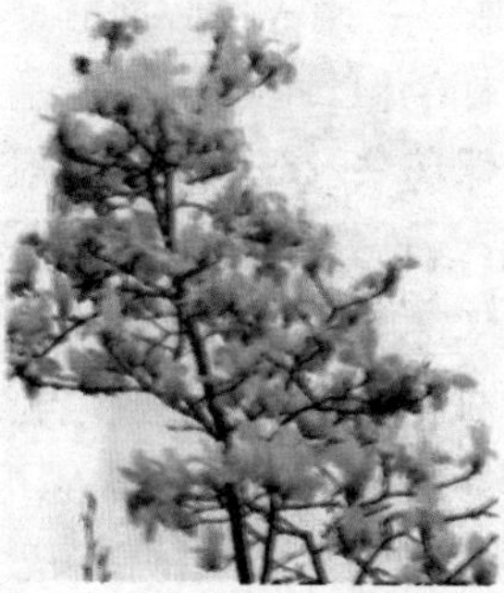

辛夷

3、年龄、体质、病情与剂量的关系：成人和体质较强实者，用量宜适当大。儿童及体弱患者，剂量宜酌减。病轻者，不宜用重剂。病重者，剂量宜适当增加。

临床处方一般用量

1、一般药物：干燥的如麻黄、荆芥、知母等1~3钱，新鲜的如鲜茅根、鲜生地等1~2两。

2、质地较轻的药物：如灯芯草等3~5分，白残花、薄荷叶等，1~1.5分。

3、质地较重的药物：熟地、何首乌等3~5钱，石膏等1~2两。

4、有毒药物：雄黄等毒性较小的用0.5~1分，砒霜等毒性较大的用1~2毫。

5、其他用量举例：芦根1支、蜈蚣、壁虎1条、葱白、番瓜蒂3~5只、生姜3~5片、荷叶1角（四分之一张）、灯芯草1札、生姜汁数滴、竹沥10~20毫升。

有副作用，犀角、羚羊角、麝香、牛黄、猴枣、鹿茸、珍珠等价格昂贵的，应注意用量。

旧制1斤16两与公制计量单位换算率：1斤（16两）=0.5kg=500g

1市两 = 31.25g　1市钱 = 3.125g　1市分 = 0.3125g　1市厘 = 0.03125g

四、中药服用法

服用法是中草药的内服和外用方法。

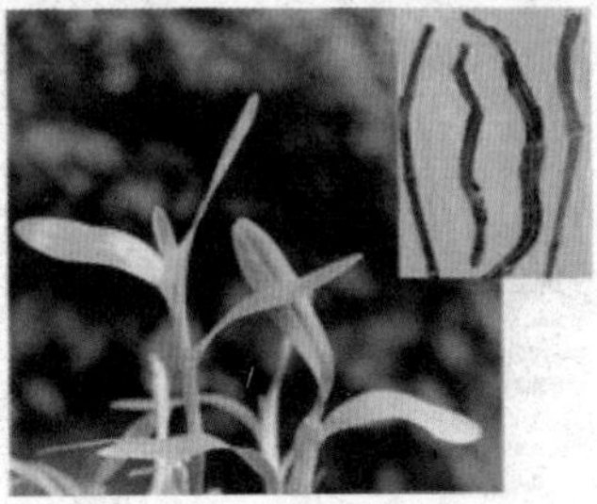

石斛

外用的，一般用于外科、伤科、针灸科、眼耳口腔等疾病，方法有灸法、敷药法、洗浴法、吹喉法、点眼法、温烫法、坐药法等。

内服的，有汤、丸、散、膏、露、酒等，适应范围较广。

汤剂的服用法，又可分为煎药法和服药法。

煎药法：用水以清净而无杂质的河水、井水、自来水为宜。先用冷水将药物淹设并略高一些，浸泡半小时后再煎。

火候：气味芳香、易挥发的花叶类药物，须武火急煎，煮一二沸，即可服用。滋腻质重，不易出汁的根或根茎类药物，须文火久煎。

煎药时间，一般药物煎煮15~20分钟。矿石贝壳类药物不易出汁的，需先用水煎15~20分钟，再加其他药物同煎，处方时应注明“先煎”或“先入”。砂仁、豆蔻等含挥发油的芳香药物，应在其他药物将要煎好时，再放入煎一二沸，处方时应注明“后下”或“后入”。

粉末、小粒种子类药物，宜用布包起来煎煮，以免烧焦或药汁混浊。人参、阿胶等需要“另煎”或“另烊”，再冲入煎好的药汁中饮服。芒硝等不必煎煮，将药汁冲入溶化后即可服用。

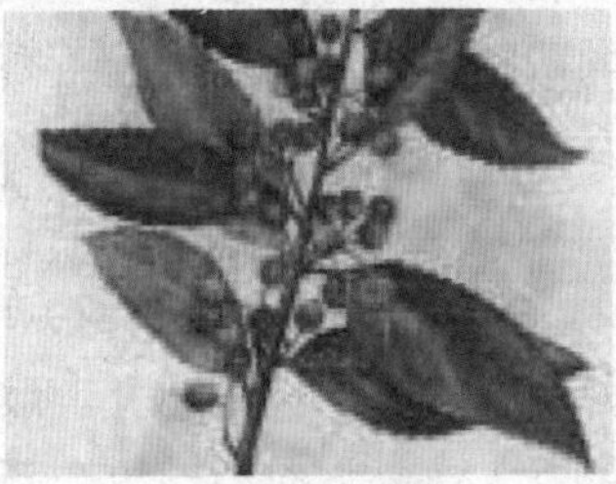

四季青

服药法：服药量，一般每天1剂。病情严重的急性病发高热等，可每天服2剂。慢性疾病，可一剂分2天服用，或隔天服一剂。每剂药物一般煎2次，部分补药可煎3次。每次煎成药汁250~300毫升，可以分头煎，二

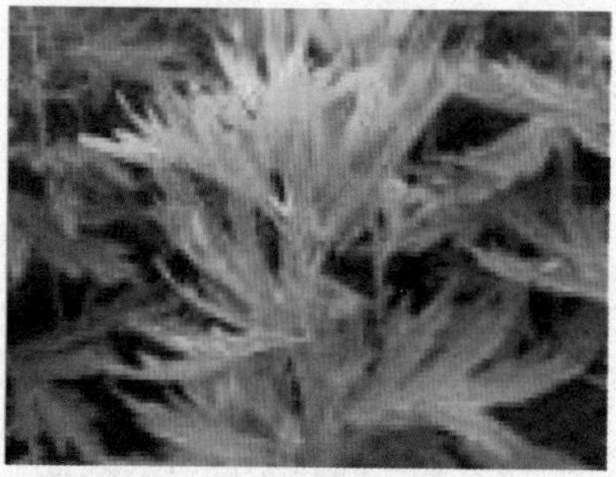

艾叶

煎分服，也可将二次煎的药汁混合后分 2~3 次服用。

服药时间，一般每天服药 2 次，上下午各 1 次，或下午、临睡前各 1 次。饭后 2 小时左右服用。驱虫药清晨空腹时服用为宜。治疗急性病症就随时可服。

服药冷热，一般应温而不凉时饮服。寒性病症需热服，热性病症需冷服。真热假寒病症，用寒性药物宜温服，真寒假热病症用温热药宜冷服。

中药服用禁忌

配伍禁忌：同用相反、相恶，降低药效或引起毒副反应的禁忌同用。

孕妇禁忌：避免动胎、堕胎。孕后妇女多对大寒、大热、峻泻滑利、破血祛瘀及毒性较大的药物耐受性差，须忌用相关药物。

饮食禁忌：部分药物对应的忌口：人参忌萝卜，常山忌葱，茯苓忌醋甘草、黄连、桔梗，乌梅忌猪肉，薄荷忌鳖肉，茯苓忌醋，鳖鱼忌苋菜，鸡肉忌黄鳝，蜂蜜反生葱，甘草，天门冬忌鲤鱼，荆芥忌鱼、蟹、河豚、驴肉，白术忌大蒜、桃、李。

不同病情用药时的忌口：服药期间，忌生冷、油腻、腥臭食物，慢性病服药须忌生冷，热性病治疗期间忌辛辣、油腻，痈疡疮毒、皮肤疾患忌鱼虾、鹅肉及辛辣刺激之品。

汤剂忌过夜服用：中药中的淀粉、糖类、蛋白质、维生素、挥发油、氨基酸和各种酶、微量元素等成分，煎煮时可溶解在汤药汁里。宜趁温热时先服一半，4~6 小时后再服一半。

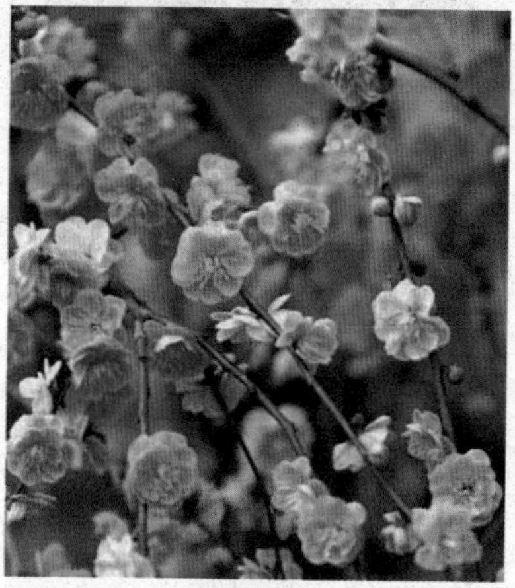

腊梅花

五、方剂

药物按一定法度组合，确定各自的分量比例，制成适当剂型，即为方剂。方剂是药物配伍的发展，也是药物配伍应用的较高形式。

方剂是辨证审因决定治法后，妥善配伍而成的，是辨证论治的主要工具之一。

治法是指导遣药组方的原则，方剂是体现和完成治法的主要手段，二者之间互相为用，密不可分。应“方以药成”，“方从法出，法随证之”。若治法与辩证不符，组方与治法脱节，治疗无效，反会使病情恶化。

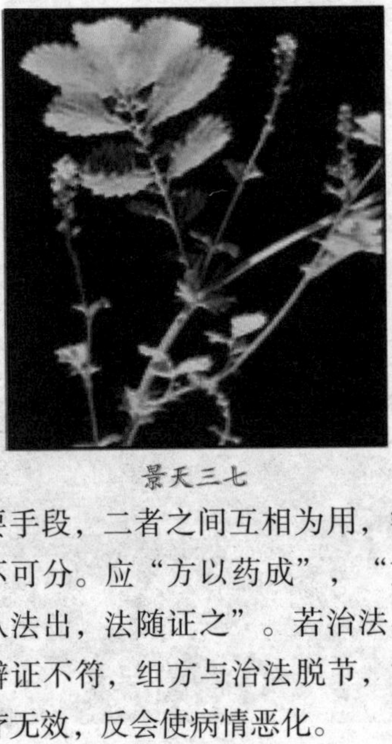

景天三七

方剂的组成原则 针对性强，组方严谨、方义明确、重点突出、少而精悍。古人用“君、臣、佐、使”说明药物配伍的主从关系。

1、君药是针对病因或主证起主要治疗作用的药物，效力较强，药量较大。

2、臣药是指方中能够协助和加强主药作用的药物。

3、佐药是指方中另一种性质的辅药。正佐：协助主药治疗兼证。反佐：对主药起抑制作用，减轻或消除主药的副作用。

4、使药有两种意义：

引经药能引方中诸药至病所，调和药调和方中诸药作用。如恶寒发热、无汗而喘、头痛、脉浮紧，其辨证是风寒表实症，以麻黄汤治疗。麻黄，辛温，发汗解表，以除其风寒病因而治主

【知识小百科】

药引：药引具有把药物成分集中到病变部位的引经作用，及增强疗效、解毒、护胃、矫味作用。常见药引有：食盐、生姜、葱白、灯心草、粳米、大枣、蜂蜜、食醋、红糖。

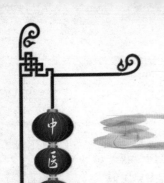

证为主药。桂枝，辛甘温，温经解肌，协助麻黄增强发汗解表之功，为辅药。杏仁，甘苦温，助麻黄宣肺平喘，以治咳喘之兼证为佐药。甘草，甘温，调和诸药为使药。

简单的方剂，可只有主药。如芍药甘草汤，只有主、辅药。左金丸，只有主药黄连和佐药吴茱萸。独参汤，只有主药人参。复杂的方剂主药可有两味或两味以上，辅、佐、使药也可有两味或多味。

【知识小百科】

引经药、调和药：引经，又称“引经报使”，指某些药物能带引其它药物直达病所而起向导作用。调和药，使方剂中药性不同的药物趋于协同作用的使药。

方剂的运用

药味加减变化 “随证加减”。如麻黄汤主治风寒表实证，若外感风寒所伤在肺，证见鼻塞声重，咳嗽痰多，胸闷气短，苔白脉浮者，当以宣肺散寒为主，用麻黄汤去炙甘草，加生姜组成三拗汤，宣畅肺气。

药量加减变化 组成方剂的药物不变，药量改变，可改变功用和主治证。四逆汤和通脉四逆汤，都由附子、干姜、炙甘草三味组成，四逆汤姜、附用量较小，主治阴盛阳微而致四肢厥逆，恶寒卷卧，下利脉微细证候，回阳救逆。通脉四逆汤姜、附用量较大，主治阴盛格阳于外而致四肢厥逆，身反不恶寒，下利清谷，脉微欲绝证候，回阳逐阴、通脉救逆。

剂型更换变化 同一方剂，剂型不同，治疗作用也不相同，应根据病位有中上之别，病势有轻重之异，缓急不同决定采用何种剂型。理中丸由干姜、白术、人参、甘草等量组成丸剂，治中焦虚寒、自下利、呕吐腹痛、舌淡苔白，脉沉迟之证。若治上焦阳虚而致胸痹，证见心中痞闷、胸满、胁下有气上逆抢心、四肢不温、脉沉细等，即用上四味药煎成人参汤剂分三次服。

常用剂型（制剂）

【知识小百科】

剂型：将原料药加工制成适合于医疗或预防应用的形式。

汤剂 药物用水或黄酒，或水酒各半浸泡后，煎煮后去渣取汁，称为汤剂，一般作内服用。汤剂吸收快，疗效快，便于加减使用，是使用最广泛的一种剂型。

散剂 将药物研碎，使之成为均匀混合的干燥粉末。有内服与外用两种。内服散剂末细量少者，可直接冲服。粗末，临用时加水煮沸取汁服。外用散剂如生肌散、金黄散一般作外敷、掺散疮面或患病部位，亦有如冰硼散，作点眼、吹喉外用的。散剂制作简便，便于服用携带，吸收较快，节省药材，不易变质。

丸剂 将药物研成细末，以蜜、水或米糊、面糊、酒、醋、药汁等作为赋型剂制成的圆形固体剂型。丸吸收缓慢，药力持久，适于慢性、虚弱性疾病。体积小，服用、携带、贮存方便，为常用剂型之一。

临床常用的丸剂有蜜丸、水丸、糊丸、浓缩丸等。

片剂 将中药加工或提练后与辅料混合，压制成圆片状剂型。片剂用量准确，体积小。味很苦的，具恶臭的药物经压片后再包糖衣，易于吞服。需在肠道中起作用或遇胃酸易被破坏的药物，则包肠溶片，使之在肠道中崩解。

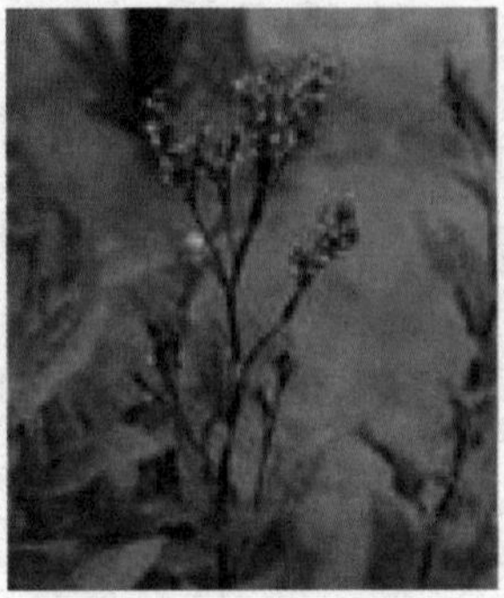

蓼蓝

冲剂 将中药提练成稠膏，加入部分药粉或糖粉制成颗粒散剂干燥而成，开水冲服。含糖较多，小儿易接受。

膏剂 将药物煎煮取汁浓缩成半固体。内服的有雪梨膏等，外用的有风湿膏、狗皮膏药等。

丹剂 含有汞，硫磺等矿物，经过加热升华提练而成的一种化合制剂。丹剂剂量小、作用大、含矿物质，多外用。

习惯上把某些较贵重的药品或有特殊功效的药物剂型叫作丹，如至宝丹、紫雪丹等。因此丹剂并非是一种固定的剂型。

针剂 用不同方法提取中草药有效成分、精制配成灭菌溶液供皮下、穴位、肌肉、静脉注射用的一种剂型。针剂作用迅速，尤适于急症或口服药有困难者。

酒剂 俗称药酒。将药物浸泡入酒中一段时间后，去渣取汁内服或外用。

青少年应该知道的

中医中药

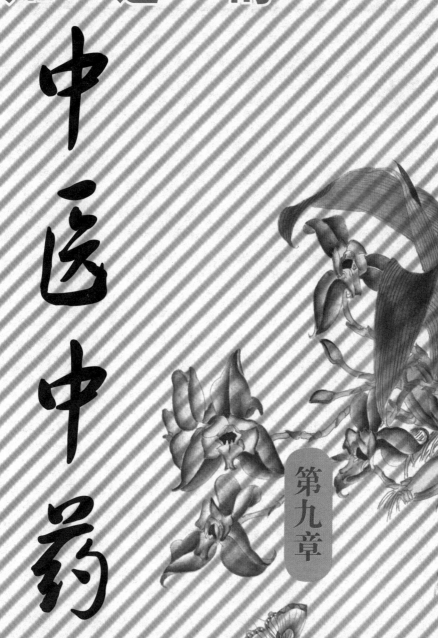

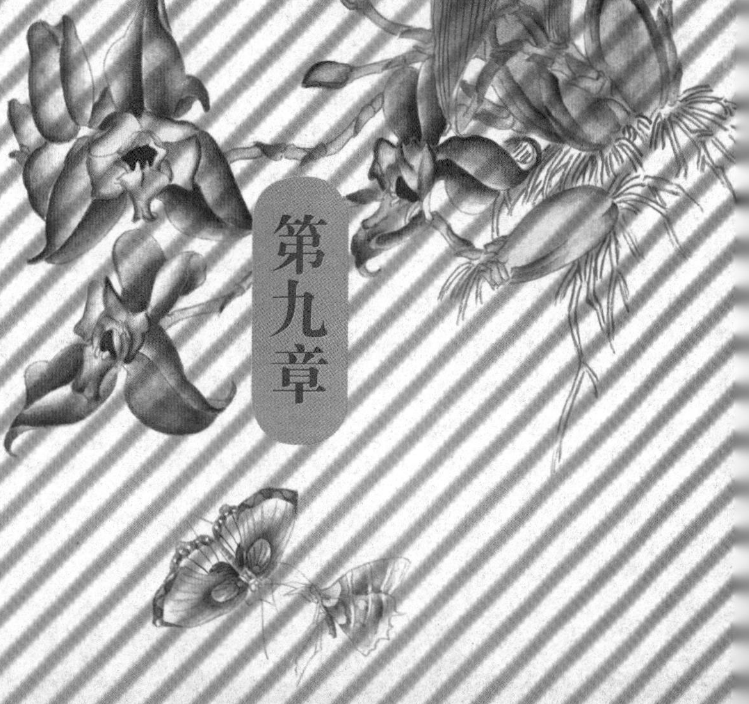

第九章

第九章　中医养生

一、养生概说

中医预防的内容

远古至晋代

预防思想　《内经》："从阴阳则生，逆之则死，从之则治，逆之则乱，反顺为逆，是谓内格……是故圣人不治已病治未病……夫病已成而后药之……譬犹渴而穿井，斗而铸锥，不亦晚乎。""肝热病者左颊先赤……病虽未发，见赤色者刺之，名曰治未病。""上工救其萌芽"，"善治者治皮毛"。汉代《淮南子》："良医常治无病之病，故无病。"张仲景把"治未病"者称为"上工"。巢元方《诸病源候论》："人感乖戾之气而生病者，多相染易，故预服药及为方法以防之。"

瘟疫预防　《素问·遗篇·刺法论》："小金丹……服十粒，无疫干也。"防止与病人接触及水源、饮食污染。采取隔离措施，以阻止疫病的传播。《晋书》："朝臣家有时疫染易三人以上者，身虽无疾，不得入宫。"隋代设"疠人坊"隔离麻风病人。

除虫灭病　提倡及时杀灭各种致病虫害。《周书秘奥营造宅经》曾载以中草药杀蛆。汉代用艾、硫磺、雄黄等药物熏蒸房屋和衣物，杀灭蚊蝇。《神农本草经》(水银)"杀皮肤中虱"，"雄黄杀毒虫、虱"，百部"去虱"。《肘后方》"六味熏衣香"对衣物进行消毒，《诸病源候论》认为"寸白虫"（绦虫）为食未煮熟的牛肉所致，强调须煮沸杀之。

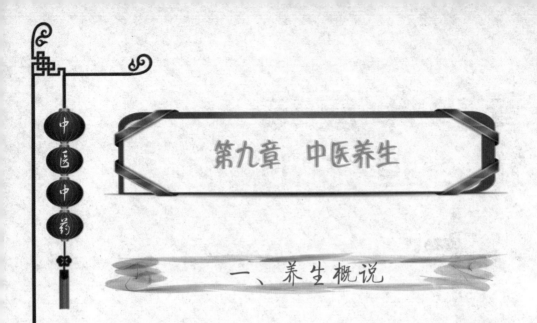

搞好环境与个人卫生　《周书秘奥营造宅经》要求城镇房屋要疏通沟渠，排除污水，无有秽气，清静优美，方不生疾。汉代已有木制洒水车喷水除尘，宫府节日打扫卫生，清除垃圾，扫马粪、

除虫。《管子·禁藏篇》曾要求于春季挖除井中淤泥，换以新水，以保持水源清洁。《吕氏春秋·五味篇》提倡饮水须“九沸九度”。后魏贾思勰《齐民要术》载茱萸叶消毒井水。汉代政府规定大小官员与士兵须3~5天清洗一次，要求勤换衣服。《金匮要略》指出：“秽饭、馁肉、臭鱼，食之伤人。”“生果停宿多日，有损处，食之伤人。”

健身防病 《素问·异法方宜论》载“导引按跷”防治疾病。《金匮要略》：“四肢才觉重滞，即导引吐纳……勿令九窍闭塞。”华佗创导“五禽戏”并长年坚持。嵇康的《养生论》、葛洪的《抱朴子》、陶弘景的《养生延命录》、《导引养生图》等养生健身专著相继产生。

修身养性 《素问·上古天真论》认为，“恬惔虚无，真气从之，精神内守，病安从来。”《养生论》要求“清虚静泰”、“旷然无忧患，寂然无思虑……”

保养气精 清心寡欲，勿令肾精亏乏。调养脾胃，应饮食有节，不可偏嗜，少食辛辣肥甘厚味。或服用根据脾肾理论研制的丸药。

重视天人相应 《素问·四气调神大论》强调根据气候变化而采用相应的调摄方法，慎防邪气侵犯。《素问·移精变气论》云“动作以避寒，阴居以避暑。”

隋唐至清代

药物预防 《千金要方》中载有辟温杀鬼丸、雄黄丸，可燃烧，可佩戴，可吞服，避免邪毒，防止“卒中恶病及时疫”。《景岳全书》载用“福建茶饼”进行口腔消毒，以防病从口入。李时珍提出常食大蒜可预防疫痢、霍乱。《外台秘要》将“辟温病粉身散”搽于全身皮肤上进行预防。明清之际用雄黄酒外涂，亦有较好效果。

隔离预防 清陈耕道《疫痧草》：“家有疫痧人，吸收病人之毒而发病者，为传染，兄发痧而预使弟服药，盍若弟发痧而使兄他居之为妙乎？”清熊立品《治疫全书》：“温疫盛行，递相传染之际，毋近病人床榻，毋食病家时菜，毋拾死人衣服。”

空气消毒 《本草纲目》等书中多处记载，凡疫气流传，可于房内用苍术、艾叶、白芷、丁香、硫磺等药焚烧以进行空气消毒辟秽。

蒸煮消毒 将病人接触过的衣被等，放于蒸笼中蒸或开水煮沸进行消毒。

消灭虫害 清洪雅存《北江诗话》云：“赵州有怪鼠，白日人人家，即伏地吐血死，人染其气，亦无不立殒者。”提倡消灭老鼠，杜绝后患。《千金方》、《本草纲目》诸书中，对灭蚊、蝇、蛆、虱等虫害，均有较详记载。

改进消毒 宋沈括《忘怀录》载，唐宋时期有专门淘井的人，并提出了修造能够澄滤、消毒及加盖保护的水井。清陈无择《石室秘录》指出，饮水消毒，可用“贯众一枚浸入水缸之内，加入白矾少许”。

人痘接种

痘衣法 把痘疮患者的内衣给接种人穿上，以引起感染，此为最原始的方法。

痘浆法 将痘疮的泡浆，用棉花蘸塞于被接种者的鼻孔，以引起感染。

旱苗法 痘痂研末，以银管吹入鼻孔。

水苗法 痘痂调湿，用棉花蘸塞于鼻孔。清郑望颐《种痘方》主张用毒力减低的“熟苗”，在小儿身上连续接种以养苗，提高了种痘的有效率与安全性。

劳动保护 《诸病源候论》：“凡古井冢深坑阱中，多毒气，不可辄入，必须入者先下鸡鸭毛试之，若毛旋转不下，即是有毒，便不可入。”《外台秘要》指出：矿井内可在人入之前放进六畜，“若有毒，其物即死。”明代《农政全书》中亦说：“地中之脉，条理相通，有气伏引焉……缱灯火下视之，火不灭是气不尽也。”当时已用动物和灯火试验来探测古冢、沉坑、矿井中的有害气体。宋孔平仲《谈苑》对水银中毒、煤气中毒、矽肺等职业病的发病原因及防治进行了详细介绍，《本草纲目》、《景岳全书》、《天工开物》对铅中毒、煤气中毒有较正确的记载，还介绍了有效的防治经验。

自我保健 著名专著有孙思邈《孙真人养生法》、《孙思邈卫生歌》，施肩吾《养生辨疑诀》，宋周字忠《养生类纂》、陈直《寿亲养者新书》，元丘处机《摄生消息论》，明万全《养生四要》、龚廷贤《寿世保元》，清曹慈山《老老恒言》、唐干顷《大生要旨》。

中医预防学的特点

注重“防变” 一是未病之前采取有效措施，预防疾病发生。二是患病后，及时采取有效措施防止该病的发展、传变或复发。医疗实践中运用中医药，常可有效地阻止慢性肝炎、慢性肾炎等病的发展、传变，防止感冒、气管炎、慢性支气管炎、支气管哮喘、慢性菌痢、肾结石等病的复发。

强调综合预防 从生理、病理、心理、社会诸方面采取综合预防措施以防止疾病发生或复发。如防止内科杂病的发生或复发，要求保持精神情志的乐观舒畅、注意饮食忌宜、加强体育锻炼，劳逸起居。

药源丰富 制作方便，价格低廉。

方法简单 药物炮制程序，除害灭病方法、养生防病基本措施等，简便、切实、易行。

副作用小

效应可观 健身防病，预防传染病，慢性疾病防发防变，效应尤其可观。

【知识小百科】

治未病，包括未病先防与既病防变。未病先防，在人体未发生疾病之前，通过增强正气、调养精神、健身锻炼、调节生活、营养调配等方法，增强体质，颐养正气，能动地适应客观环境，避免致病因素侵害，防止疾病发生。既病防变，古称“差后防复”，指疾病初愈，正气尚未得元，或因病根未除，避免旧病复发所采取的防治措施。

中医养生概说

养生，古人称为“摄生”、“保生”、“道生”，指通过各种方法使脏腑协调，气血畅达，从而达到培养生机、预防疾病、健康长寿的目的。生为“生命、生存、生长”，养则有“保养、调养、补养”之义。

养生，即保养生命。中医养生以中医理论为指导，遵循阴阳五行变化规律，强调对人体进行科学调养，保持生命健康活力。逐渐形成了天人合一、阴阳平衡、身心合一理论。通过食养、药养、针灸、按摩、气功等方法，力求达到致中和的理想境界。

善生，首要的是爱护身体。以此为基础，还须注重修身，治心，养心。？圣人摄生，最重治心，以期精神愉快，心气平和。治心，应从正心着手，为人除去心中的疑虑、妄念、愤恨、抑郁诸不良行为，力倡心地光明、行为磊落，消除神经紧张“百病之源”，增进个体身心愉快，预防百病，不药益寿。

摄生之道，在于忌怒，少虑，注重营养节食，起居有常，以使血气平知，百病不生。

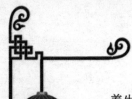

养生，还须与自然调和中和，求得人与自然的和谐。

养生原则

协调脏腑 一是强化脏腑的协同作用，增强机体新陈代谢的活力。二是纠偏，当脏腑间偶有失和，及时予以调整，以纠正其偏差。四时养生强调春养肝、夏养心、长夏养脾、秋养肺、冬养肾。精神养生强调情志舒畅，避免五志过极伤害五脏。饮食养生强调五味调和，不可过偏。运动养生中的“六字诀”、“八段锦”、“五禽戏”等功法，均是以增强脏腑功能为目的而组编的。

畅通经络 一是习练太极拳、五禽戏、八段锦、易筋经等活动筋骨，“动形以达郁”，以求气血通畅。二是开通任督二脉，营运大小周天，使阴经、阳经的气血周流，互相交贯精充、气足、神旺，身体健壮而不病。

清静养神 在机体新陈代谢过程中，各种生理功能都需要神的调节。只有清静，神气方可内守。一是以清静为本，无忧无虑，静神而不用，“恬淡虚无”，使气绵绵而生。二是少思少虑，用神有度，“少思虑以养其神”。三是和喜怒，无邪念妄想，用神而不躁动，专一而不杂，以安神定气，“以恬愉为务”。少私寡欲、情志调节，顺四时而养五脏，慎起居、调睡眠等，均包含清静养神的内容。

节欲葆精 一要节欲。欲不可绝，但须适度。二要保精。养五脏以不使其过伤，调情志以不使其过极，忌劳伤以不使其过耗。

调息养气 养气要从保养元气，调畅气机入手。保养正气，须顺四时、慎起居，以少耗伤。保养正气，固护先天元气，培补后天脾胃，固护先天，使水谷精微充盛，以供养气。避免正气耗伤，省言语以使气不过散。调畅气机，呼吸吐纳，可调理气息，畅通气机，宗气宣发，营卫周流，促使气血流通。

综合调养 从整体全局着眼，注意生命活动诸环节。顺四时，慎起居，调饮食，戒色欲，调情志，动形体。协调机体内外功能，防劳伤，协调脏腑。正思虑，薄滋味，适应自然变化，增强抗病能力，达到人与自然、体内脏腑气血阴阳的平衡统一。须注意养宜适度，养勿过偏，审因施养。

持之以恒 贯穿一生，贵在精专，生活化。

养生类别

神养 包括精神心理、情趣

爱好、道德品质调养，融合了传统医药、宗教和民俗文化内容。

行为养 包括衣、食、住、行等生活起居等行为调养，融合了传统医药、宗教、民俗、艺术文化等内容。

气养 是医用健身气功的“内养功”，融合了传统医文化、宗教文化和武术文化内容。

形养 包括形体锻炼、体育健身活动，内容融合了医文化和武术文化内容。

食养 包括食品选配调制与应用，饮食方法与节制等，涵盖医、药、食、茶、酒、民俗等方面。

药养 制剂多为纯天然食性植物药，制法多为粗加工调剂，剂型多与食品相融合。亦称药膳、法膳。

术养 利用按摩、推食、针灸、沐浴、熨烫、磁吸、器物刺激等非食非药方法养生。

养生基本方法

情志调畅 怡情养性，大忧愁大哀思，此所谓能中和，能中和者必久寿也。

戒私欲 使身心处于万虑皆息独存一念境地，具有高尚的情操，心胸坦荡。

远房事 节制性生活，保持肾精充盈。

顺四时 适应春夏秋冬四季气候变化，避免大寒、大热、大燥、大温等反常气候对身体造成不利影响。

节饮食 饮食不节，伤及脾胃，可致多病早衰。日常饮食须注意健脾和胃。

常运动 “养性之道，常欲小劳”，“体欲常劳，但勿多极”。经常活动筋骨精力充沛，身体健壮。

适性情 欲健康长寿，须按年龄规律自身颐养。

服药饵 作为辅助手段，服食延年益寿药饵养生延年。

养生辨证

养生要讲究体质的寒热虚实，而体质与年龄、遗传、居住地等关系密切。居住在山区的人群平时喝的是山水，易引起脾胃虚寒而患上结石。这类人群不不宜多食螃蟹、甲鱼、鱼胶等寒性过重食物，宜多食芹菜、动物内脏等。

就年龄而言，年轻女性多阴虚火旺，表现为咽干口燥、心烦易怒、舌质偏红等，宜多食红枣、西洋参、虾皮、紫菜。中年女性，身体热度下降，容易偏寒性，脸色苍白、嘴唇无血色、畏寒，宜温脾和胃。可服姜酒，把姜切片，在油里煎成偏焦黄色，然后倒上黄酒，烧开即饮用。

“肥人多痰，瘦人多火。”形体肥胖者因阳气偏虚，体内有痰。而形体偏瘦者往往火旺，易口渴，头晕。胖人宜少食动物肝脏等高脂肪、高蛋白食物，瘦人应适当多食百合、河鳗、鱼胶等食物。

养生进补

中医药养生通过补益或具治疗作用的中药来补益治疗虚弱体质或患慢性疾病者。根据“虚则补之，实则泻之”理论，虚弱体质者适于服用补益中药，体质强壮或患有实证疾病者则适用泻药。

老年人的体质一般说来可以分为正常体质、疾病体质两大类，疾病体质又可分为虚证体质、实证体质和虚实夹杂性体质三类。正常体质的老年人身体处于健康状态，不必服用补益中药。

“整体观念”原则应用于中老年人中药养生保健，要考虑精神状态、形体功能、面部气色，不同季节的气候变化诸因素对人体的影响而适当地调整中药的品种和剂量。

“辨证论补”原则应用于中老年人中药养生保健，须辨别体质情况和疾病证候。中老年人的虚证主要分为气虚证、血虚证、阳虚证及阴虚证四大类，宜分别采用补气、补血、补阴、补阳药。

中老年人气虚证表现为神疲乏力，少气懒言，面色苍白，头晕目眩，心悸自汗，纳差。适于用人参、西洋参、党参、太子参、灵芝、黄芪、白术、山药、扁豆、甘草、大枣、蜂蜜等补气中药，中成药四君子丸滋补。

中老年人血虚证多因劳倦内伤、思虑过度、脾胃虚弱、失血过多等所致。表现为面色无华或萎黄，唇色淡，头晕目眩，心悸失眠，手足发麻，舌淡等。适于用当归、熟地、何首乌、阿胶、龙眼肉，中成药四物丸等进行滋补，

中老年人阳虚证表现为畏寒肢冷，面色苍白，倦怠乏力，少气懒言，自汗，小便清长。适于用鹿茸、黄狗肾、紫河车、蛤蚧、冬虫夏草、胡桃仁、肉苁蓉、锁阳、巴戟等补阳中药。

二、顺时养生

顺时养生指根据气候变化防寒避暑，顺从四季、时辰、气候等特点调养身体，养生保健。

一月是一年中最冷的季节。寒为阴邪，易伤人体阳气，寒主收引凝滞。养生关键：“养肾防寒”。养生原则：“秋冬养阴”。饮食宜“滋补”，及时补充气血津液，抵御严寒侵袭。应注意保暖，防止呼吸道疾病的发生。锻炼可散步、慢跑。

二月是春天的开始。中医认为，春属木，与肝相应。春季养生主要是护肝，心情舒畅，防止“肝火上升”。养生关键：适当“春捂”。养生原则：从“秋冬养阴”过渡到“春夏养阳”。宜食辛甘发散之品，忌吃酸收之味，注意补充水分。

三月是春天将要过半的时候。中医认为，春天应肝，肝气旺可伤脾。应注意多食甜，少食酸以养脾、养肝、保肝，防止春季传染病的流行。宜晚睡早起，散步缓行。北方气温低，温差大的地区应注意保暖。

四月是春季最后的阶段。天气阴凉，应以补肾、调节阴阳虚实为主，依据天气变化及时增减衣服，选择踏青、做操、打太极拳等动作柔和、动中有静的运动为宜。饮食须定时定量，防暴饮暴食。为花粉过敏、急性病毒性肝炎、流脑、麻疹、腮腺炎等传染病高发季节，应做好预防。

五月是夏天即将开始的时候。夏季心阳最旺，应顺应天气的变化，保持良好的精神心态，避免暴喜暴怒伤及心阳。重点关注心脏，老年人应注意预防气血瘀滞引发心脏病。饮食宜低脂、低盐、清淡，多食蔬果。

六月是夏季真正的开始。气温高，人偏于“懒散”。养生关键：保持轻松愉快，忌恼怒忧郁，宣畅通泻，以使机体轻松自如。衣着以利于汗液排泄的棉制品为宜。应常洗澡保持皮肤清洁卫生，防止中暑、腮腺炎，水痘等。

七月气温高，人体阳气旺盛，应劳逸结合，防中暑，保护阳气。心脑疾患者，应保证充足睡眠，加强室内通风，注意降温，饮食卫生，防止肠道传染病。

八月是夏天即将结束、秋天将要来临的时候。“秋老虎”温燥，损害人体津液，致眼干、咽干，小便黄、大便秘结。宜宁静内心，安宁神志，忌悲忧伤感，以适容平之气，顺应阳气收敛。老年人易发心脑血管意外，须特别注意防暑降温。

九月是秋天气候最为明显的时候。应遵循阴阳平衡规律，保持机体“阴平阳秘”。培养乐观情绪，保持神志安宁。适当食用富含维生素的食品或用中药食疗。

十月是秋天即将结束的时候。以保养阴精为主，着重“养收”。避免伤感，保持良好心态。须防燥邪之气侵犯而耗伤肺之阴精，进补可选滋阴润肺的膏剂。

十一月是冬天正式来临的时候。应早卧晚起，保证充足睡眠，避免过度消耗阴精，注意背部保暖。多吃高热量膳食和新鲜蔬菜，少食海鲜等寒性之品。

十二月是一年的结束。宜养精神，调饮食，练形体，适温寒，养宜适度，动静结合。根据身体状况选择食补、药补。体质弱、消化功能差，宜“慢补”，体质强者宜“平补”。脑力劳动者，可同时选择六味地黄丸补肾健脑防疲劳。

三、按摩养生

按四总穴 按摩膝眼下三寸的足三里穴、窝中间的委中穴、手背虎口下一寸的合谷穴，还有双手虎口交叉、食指所压处的列缺穴，每个穴位按三分钟，以微感酸胀为度。此四穴位为分别对应面部、口腔、头颈、腹部、腰背的总穴，覆盖人体大部分器官和部位。

轻揉耳轮 双手握空拳，拇指、食指沿耳轮上下来回推摩一分钟，直至耳轮充血发热。健肾，疏通全身穴位。

梳头百遍 用手指或梳子从额前至枕后，从两侧的颞部至头顶“梳头”，每回50~100次，晨起为梳头最佳时间。梳头时经过眉冲、通天、百会、印堂、玉枕、风池近50个穴位，可促进头皮血液循环，疏通经络。

揉“三阴交” 脾统血液，肝藏血行气，肾藏精，三阴交归属脾经，常按揉可健脾益血，调肝补肾，安神、安眠。

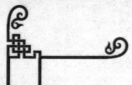

知识小百科：

保健按摩29法：1、浴头。2、扣攒竹。3、旋眼睛。4、点睛明。5、揉眼皮。6、按太阳。7、叩牙齿。8、磨鼻背。9、干洗面。10、假梳头。11、鸣天鼓。12、揉胸脯。13、抓肩肌。14、点膻中。15、苏华盖。16、豁胸廓。17、舒大肠。18、分阴阳。19、揉环跳。20、搓腰眼。21、甩双手。22、捶两肩。23、顶十指。24、捏虎口。25、旋膝盖。26、擦大腿。27、揉腓肠。28、掐跟腱。29、搓脚心。

四、情志养生

情志养生是在中医“形神一体”观指导下，根据个人的形神气质类型，综合运用各种调神方法，保持心身处于健康的状态。

情志泛指喜、怒、忧、思、悲、恐、惊七种情绪变化，简称七情。中医认为情志由五脏之气化生，若失调，易损伤脏腑气血，影响人体健康。

和喜怒 古人认为喜贵于调和，亦应适中适度。怒宜于戒除。人一旦发怒，可用转移、吐露、忘却、想象、让步、避免方法制怒或利用恐克喜，悲克怒情志相克法以求平和。

远忧悲 忧郁、悲伤对人体健康有害。老年人精气亏虚心气不正常，易生忧悲之苦，忧悲不已又会进一步损伤神气，加速衰老。可利用情志相克中的喜克悲法去忧悲。

少思虑 思虑是心神的功能之一，过思可出现头昏、心慌、失眠、多梦、痴呆等症状。可利用情志相克中的怒克思法制思虑。

避惊恐 遇事惊恐可逆乱人体气机，使心神失守，血行失常，肾气不固，阴阳失衡，引起惊慌，失眠，二便失禁，甚至精神失常。避免惊恐，可利用情志相克中的思克恐法。

精神补益

精神补益即神补。广义的神，指人体生命活动总的外在表观。狭义的神，指人的神志、思维、意识活动。

形神相应 形指形体，神指精神。神充则身强，神衰则体弱。形是本，神是生命的主宰，有形体才有生命，有生命才产生神。神成于先天精气，又得后天水谷滋养。精能生神，神能御精。

精神内守 攀比，烦恼可使病魔缠身。“高下不相慕”，自我愉悦，自我安慰，主动发现和寻找生活的乐趣，保持平和的心态，有利于调和畅达气血。

知足常乐 人生“不顺心事常八九”，在逆境中保持乐观向上的情绪，保持从容平和的心态，“事大事小，过去就了”，自然有利于身心健康。

养气练精 精神心理修养，须静守体验得来，调心、入静，修炼静功，以使真气充沛，五脏安和，形神健旺，所谓“神静则心和，心和则形全。”

精神养心

德者养心 德高者五脏淳厚，气血匀和，阴平阳秘，能健康长寿。道德修养可以塑造高尚，也是养生良方。

仁者养心 努力达到恭、宽、信、敏、惠、智、勇、忠、恕、孝境界，可缓解内心焦虑，避免气机逆乱，阴阳失衡，促使心境欣慰宽松，内心温暖，健康长寿。

易性养心 避免悲愤太过、勿令忧愁太久，宜以学习、娱乐、交谈，排除内心悲愤、忧愁等。

哲理养心 掌握对立统一和一分为二的观点，反复磨炼道德品质、气质修养，不断提高文化水平，正确待人待己，热爱本职工作，讲究生活质量，利于做人做事，也可养生防病。

通过各种益于身心的愉悦活动，消愁解闷，缓解痛苦，减轻急躁，保持心情舒畅，增加生活乐趣，解除疲劳，活动筋骨，锻炼身体，促使气血流通。

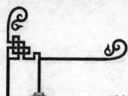

五、乐娱养生

音乐养生

音乐顺应宇宙万物阴阳相生、动静相应规律，高为阳，低为阴。大调为阳，小调为阴。强为阳，弱为阴。刚为阳，柔为阴。金革之声为阳，丝木之声为阴。针对机体阴阳偏胜偏衰属性，因人因地制宜，以音乐的阴阳属性补偏救弊，协调阴阳平衡。寓养生于艺术鉴赏审美过程中。

角、徵、宫、商、羽五音分属木、火、土、金、水，宫声入脾，商音入肺，角声人肝，徵声入心，羽声入肾。“闻宫音，使人温舒而广大。闻商音，使人方正而好义。闻角音，使人恻隐而爱人。闻徵音，使人乐善而好施。闻羽音，使人整齐而好礼。”属本脏之音均可用于治疗本脏病。宫调式和徵调式色彩明亮，能健脾、养心。羽调式和角调式色彩暗淡，能补肾、舒肝。商调式可使人感欣慰而收清肺之功效。

七情和悦，健康长寿可期。经常欣赏音乐，可以通过意识情感作用，影响五脏生理病理，“雪其躁心，释其竞心”，以致“淡泊宁静，心无尘翳”，发挥积极的养生作用。

节奏明快、悦耳动听的乐曲可以拂去心中的不快，乐而忘忧，调和内外、协调气血运行。一曲威武雄壮、高昂激越的乐曲，可以产生积极向上的力量。曲调优美高雅、节奏轻快舒缓的音乐，可以消乏、怡情、养性。临床以轻音乐治疗高血压、心脏病、哮喘，已收到很好效果。

书法养生

中国书法“仰视奎星圆曲之势，俯察龟文鸟迹之象，博采众美，合而为字”。习练书法，为书者的内心精神世界通过笔端，宣泄于点画笔墨之间，“舒心中气，散心中郁”，舒怀畅志。还可以平衡大脑的兴奋和抑制，锻炼手臂和腰部肌肉，促进血液循环和新陈代谢，既是高雅的艺术活动，又有利于健康和治疗疾病。

书法讲究意念，须平心静气、全神贯注、一气呵成，如同习练气功的呼吸锻炼。书法讲究姿势正确优美，要求头端正、肩平齐、胸张背直、提肘悬腕，全身力量聚于上肢，也与气功修炼的姿势接近。而且书法练习修身养性，身心锻炼寓于艺术审美活动中，在美的创造鉴赏过程中，不经意间，非练而练，同时又起到了养生的作用。

真草隶篆各体书法因形态不同，对人也有不同的影响。端正、恬静的楷书，有助除人矜躁。沉重稳健的隶书，观之有入林泉之乐，使人气血平和，情绪稳定，可以调节头痛、失眠、高血压、神经衰弱、冠心病等患者心理状态。欢快、活泼、潇洒自如的行草，刚柔相间，使人感情奔放，情绪高扬，可以激发热情，增加生活活力，适于心情抑郁、身体虚弱、情绪消极、缺乏生气者习练。

古往今来，书法家不乏高寿者，一得益于其恬淡虚静的心态，二得益于习练过程中的无意识气功锻炼。于今健身养生，亦颇具借鉴启发作用。

棋弈养生

下棋益于身心，利于智力开发，可增加生活情趣，调节生活节奏。尤适于体弱不宜剧烈运动者。

“善弈者长寿。”下棋时通过对情绪的控制，可调节生理机能，开发智力，延缓衰老。原因一是对弈时全神贯注，意守棋局，杂念尽消，可使大脑获得积极休息。二则对弈须多动脑，脑细胞利用率高，可防止大脑动脉硬化，预防老年性痴呆。以棋会友，能促进人际交往，改善人际关系。

下棋趣味性强，诱惑力非凡，但须注意适度。下棋成瘾，时间过长，坐多动少，血液下行，流动减慢，易发生下肢疼痛、浮肿现象。身体运动少，胃蠕动减慢，又影响消化和食欲。过于计较，易发生心脑血管意外，严重者甚至危及生命。

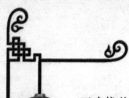

六、起居调摄

合理安排起居作息，妥善处理生活细节，保持良好生活习惯，建立符合自身生物节律的活动规律，以保证身心健康，称为生活起居养生法，又称起居调摄法，主要包括作息规律、劳逸适度和节制房事等内容。

作息规律 作息规律指符合自然界阳气消长的规律及人体的生理常规，顺应四季和昼夜更替规律调摄起居，春夏养阳，秋冬养阴。顺应四季特点，春季宜晚睡早起，缓缓散步，以应生发之气。夏季宜晚睡早起，戒郁少怒，以应长养之气。秋季宜早睡早起，安定志意，以应收敛之气。冬季宜早睡晚起，静秘神志，避寒就温，以应潜藏之气。

安卧有方 必须保证足够的睡眠，每天睡眠时间不低于8小时为宜。注意卧床宜软硬适宜，保证全身肌肉得以松弛休息，脊柱周围韧带和椎间关节负荷得以缓解。枕头离床面以不低于5厘米不高于10厘米为宜，以避免头部血管过分充血，头面浮肿或脑部血流不畅，造成脑血栓而引起缺血性中风。保持正确睡眠姿势，向右侧卧，微曲双腿，全身自然放松。以有利于心脏排血减轻负担，肝脏获得较多供血，有利新陈代谢。

劳逸适度 人类的日常生活离不开劳动，劳动应符合人体生理活动的规律，不过劳，不过逸。适度劳动，以使气机通利，脏腑功能正常。正如孙思邈所说，养性之道，常欲小劳。

“体欲常劳。”适当劳动，可以强壮体魄，健全精神。“劳倦致病。”过度劳作则耗气，正气耗散，病邪容易乘虚而入。

“久坐伤肉。”“久卧伤气。”长期安逸不劳，易致消化功能减退，气血郁滞，气短乏力，影响肌肉发育，生命力减弱。

劳逸适度，还包括顺应天性，适当节制房事。

【知识小百科】

过劳、过逸：过劳即过度劳累，包括劳力、劳神和房劳过度三个方面。过逸即过度安逸，不参加劳动，又不运动。

衣着宜忌 衣服的宽紧、厚薄、质地、颜色，对人体健康有影响。服装宜宽不宜紧，宜“春穿纱，夏着绸，秋天穿呢绒，冬装是棉毛。”内衣尽量选取质地柔软、吸水性好的棉织品，还应注意“春不忙减衣，秋不忙增衣”。

七、食疗养生

我国古代有“寓医于食”、“医食同源”之说，食疗，即食物疗法或饮食疗法。根据不同体质病情，选取一定食物搭配，加工成为具有色、香、味、形的美味食品。既是美味佳肴，又有养身保健、防病治病作用。

孙思邈《千金方》云：“凡欲治疗，先以食疗，既食疗不愈，后仍用药尔。”

食物的“四性”、“五味”

“四性”即寒、热、温、凉。又称为四气。

寒和凉的食物有清热，泻火，解毒功效，夏季食用菊花茶，绿豆汤，西瓜汤，荷叶粥，能生津止渴，清热解暑。

热和温的食物有温中除寒功

知识小百科：

药食同源：许多食物即药物，它们之间并无绝对的分界线。古代医家将中药的“四性”、“五味”理论运用到食物之中，认为每种食物也具有“四性”、“五味”。

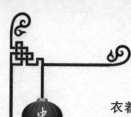

效，冬季选用狗肉、羊肉，能除寒助阳，健脾和胃，补虚。

除“四性”外，尚有如谷类的米、麦、及豆类性质平和的“平性”食物。

“五味”即辛、甘、酸、苦、咸。

辛味食物可祛风散寒，舒筋活血，行气止痛。生姜，发汗解表，健胃进食。胡椒，暖肠胃、除寒湿。韭菜，行瘀散滞，温中利气。大葱，发表散寒。

甘味食物补养身体，缓和痉挛，调和性味。白糖，助脾，润肺，生津。红糖活血化瘀。冰糖，化痰止咳。蜂蜜，和脾养胃，消热解毒。大枣，补脾益阴。

酸味食物可收敛固涩，增进食欲，健脾开胃。米醋，消积解毒。乌梅，生津止渴，敛肺止咳。山楂，健胃消食。木瓜，平肝和胃。

苦味食物可燥湿、清热、泻实。苦瓜，清热、解毒明目。杏仁，止咳平喘，润肠通便。枇杷叶，清肺和胃，降气解暑。茶叶，强心、利尿、清神志。

咸味食物可软坚散结，滋润潜降。食盐，清热解毒，涌吐，凉血。海参，补肾益精，养血润燥。海带，软坚化痰，利水泄热。海蜇，清热润肠。

辛入肺，甘入脾，酸入肝，苦入心，咸入肾。因此肝病忌辛味，肺病忌苦味，心肾病忌咸味，脾胃病忌甘酸。

知识小百科：

菜篮子里的降糖良药：空心菜、柚子、洋葱、苦瓜、黄瓜、黄鳝、薏米、萝卜、蘑菇、芹菜、冬瓜、豌豆。

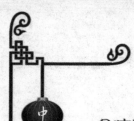

食疗原则

根据性别、年龄、体质选食 男子宜多滋补肝肾，女子宜补气血。老年人宜食温热熟食物，忌食粘硬生冷食物。

体质偏寒者宜食姜、葱、蒜、桂元肉等温热性食物，少食生冷偏寒食物。偏热者宜食绿豆、西瓜、芹菜、桔子、梨等寒凉性食物，少食辛燥温热食物。

体胖者食欲亢进，多痰湿，宜吃清淡化痰食物。体瘦者血亏津少，宜吃滋阴生津食物，脾胃功能欠佳者，可常食山药莲子粥。

根据病情选食 温法，选用姜、酒、羊肉、狗肉等。清法，选用荸荠、生梨、生藕、香蕉、芹菜、西瓜等。消法，选用麦芽、山楂、鸡内金、陈皮等。补法，选用当归、人参等。

因时因地，灵活选食 春季，宜吃蔬菜，豆类及豆制品等疏泄清散食物。

夏季，炎热多雨，脾胃受困。宜吃西瓜、冬瓜、绿豆汤、荷叶粥等清凉去暑少油食物。

秋季，宜吃萝卜、藕粥、薏仁粥等甘寒养阴生津食物。

冬季，寒邪侵入易伤胃，宜吃桂元枣子粥、牛洋肉等祛寒温里滋补食物。

南方炎热，多雨潮湿，宜吃寒凉食物。北方严寒，少雨干燥，宜吃温热食物。

食疗禁忌

肾脏疾病、高血压患者日常应采取低盐饮食，禁用各种盐腌制食品，限制钠的摄入量。高钠食物包括食盐、味精、酱油、酱等调味品及各种盐腌制食品，人均日食盐摄入量2~3克为宜，以肾小管损害为主的肾脏病患者宜进食高钠食物。

药物食物配伍禁忌 用发汗药应禁生冷，调理脾胃药禁油腻，消肿理气药禁豆类，止咳平喘药禁鱼腥，止泻药禁瓜果。猪肉反乌梅、桔梗、黄连、胡茨黄、百合、苍术。羊肉反半夏、菖蒲，忌铜、丹砂。狗肉反商陆，忌杏仁。鲫鱼反厚朴，忌麦冬。猪血忌地黄、何首乌。猪心忌吴茱萸。鲤鱼忌朱砂。雀肉忌白术、李子。葱忌常山、地黄、何首乌。蜜、蒜、萝卜忌地黄、何首乌。醋忌茯苓。土茯苓、威灵仙忌茶。

食物配伍禁忌 猪肉忌荞麦、鸽肉、鲫鱼、黄豆。羊肉忌醋。

狗肉忌蒜。鲫鱼忌芥菜、猪肝。猪血忌黄豆。猪肝忌荞麦、豆酱、鲤鱼肠子、鱼肉。鲤鱼忌狗肉。龟肉忌苋菜、酒、果。鳝鱼忌狗肉、狗血。雀肉忌猪肝。鸭蛋忌桑椹子、李子。鸡肉忌芥末、糯米、李子。鳖肉忌猪肉、兔肉、鸭肉、苋菜、鸡蛋。如违反以上这些禁忌，易气滞、生风、生疮、发病。

四季饮食宜忌　春季肝气当令，为防肝气生发太过，饮食宜减酸益甘，可用甘味食物养脾气。此外，最好以药物预防。

夏季，气候暑热，津液相对亏乏，宜进食清淡、易消化食物，多食蔬菜、水果。饮茶解暑，饮用“绿豆汤”等补水、清热解暑。冷饮不宜过量。

秋季，是肠胃道疾病的好发季节，须注意饮食卫生，严防“病从口入”。立秋后，不宜过食冷饮凉食，以免脾胃损伤。

冬季，阴盛阳衰，身体虚弱者宜进补。气虚者乏力、气短、头晕、出虚汗时，宜用人参炖鸡汤。血虚者面色萎黄、头晕眼花、手足麻木时，宜多食红枣、桂圆、动物血和肝脏。阴虚者可食团鱼、乌龟、淡菜等。阳虚者可进补牛、羊肉及狗肉等温中补虚、和血暖身食品。

病中饮食宜忌　脾胃虚寒，腹泻腹痛者，宜食含山药、莲子、大枣、砂仁、胡椒之类易消化、补脾温中饮食，忌食冰棒、冷饮、西瓜、糯米饭、海参、肥肉等生冷瓜果和滋腻饮食。阴虚内热，发热心烦、口渴者，宜食含西瓜、番茄、芹菜、莲子心、麦冬之类养阴清热饮食，忌食姜、辣椒、羊肉、浓茶、酒、咖啡等温燥、辛烈刺激的饮食。糖尿病人宜食含山药、麦冬、甜菊叶、黄芪等有助于降糖的饮食，忌食精制糖及其制品。患病期间，都宜食性质温和、易消化、营养合理的饮食，忌食坚硬、黏滞、腥臭和过于油腻的饮食。

药膳

药膳是在食疗基础上发展而来的含有药物成分的美味膳食。按功能，可分为：益气健脾，补血养营，气血双补，滋阴生津，助阳补肾，安神益智，开胃消食，温里散寒，理气止痛，活血化瘀，平肝熄风，解表散邪，祛痰止咳，清热解毒，祛风除湿，利水退肿，润肠通便。

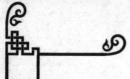

粥类 粥以米加水煮制而成，加入药物同煮即是药粥，亦可将适量药汁兑入粥中服用。药粥具有食疗与药疗的双重效果。干姜温中散寒，粳米或糯米健脾益气，干姜与米合煮粥服食，可温补脾胃，治疗脾胃虚寒。煮糯米粥时加入适量葱姜，煮熟后兑入一小杯醋，可治疗预防感冒。药粥制作简便，可充饥，可食治，古今应用广泛普遍。

羹汤 以肉、蛋、奶、海味等为主体原料，制成的较稠厚的汤液。百合银耳羹，用百合50克，银耳25克，冰糖50克，先将百合、莲子、银耳加水煮熟，用文火煨至汤汁稍粘，再加入冰糖，冷后食用。安神健脑，每晚睡前服，治失眠、多梦、焦虑、健忘。

茶类 又称“代茶饮”，含有茶叶或不含茶叶的药物，经粉碎混合而成的粗末制品（有些药物也可不粉碎）。一般不用峻猛或过苦的药材。药茶用开水沏或加水煮后，可象日常饮茶一样频频饮服。治疗风寒感冒的姜糖茶，原料为生姜、红糖。菊花茶，取菊花开水沏后频服，清热、明目，可治头晕、目眩。

酒类 也称“药酒”，为中药与酒结合的液体剂型，可用浸泡法或酿制法制备。中医认为，酒能通血脉，去寒气，行药势。常用的药酒有虎骨酒、人参酒、鹿茸酒、三鞭酒等。不能饮酒或肝肾功能差者不宜用。

附：插图

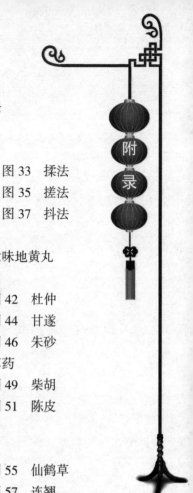

图片授权

东方 IC 网　中华图片库

北京图为媒网络科技有限公司

北京全景视觉网络科技有限公司

林静文化摄影部

敬　启

本书图片的编选，参阅了一些网站和公共图库。由于联系上的困难，我们与部分入选图片的作者未能取得联系，谨致深深的歉意。敬请图片原作者见到本书后，及时与我们联系，以便我们按国家有关规定支付稿酬并赠送样书。联系邮箱：zct06@163.com

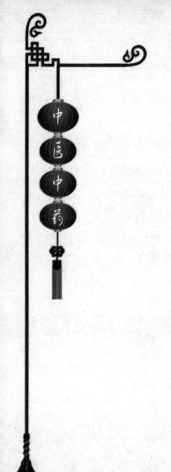